Faten LIMAIEM
Nadia BOUJELBENE
LEILA BOUHAJA

Exame macroscópico em ginecologia

Faten LIMAIEM
Nadia BOUJELBENE
LEILA BOUHAJJA

Exame macroscópico em ginecologia

Protocolos essenciais

Imprint

Any brand names and product names mentioned in this book are subject to trademark, brand or patent protection and are trademarks or registered trademarks of their respective holders. The use of brand names, product names, common names, trade names, product descriptions etc. even without a particular marking in this work is in no way to be construed to mean that such names may be regarded as unrestricted in respect of trademark and brand protection legislation and could thus be used by anyone.

Cover image: www.ingimage.com

This book is a translation from the original published under ISBN 978-620-6-72674-6.

Publisher:
Sciencia Scripts
is a trademark of
Dodo Books Indian Ocean Ltd. and OmniScriptum S.R.L publishing group

120 High Road, East Finchley, London, N2 9ED, United Kingdom
Str. Armeneasca 28/1, office 1, Chisinau MD-2012, Republic of Moldova, Europe
Printed at: see last page
ISBN: 978-620-3-69493-2

ÍNDICE DE CONTEÚDOS

PREÂMBULO

Neste compêndio inestimável de protocolos para a gestão macroscópica de amostras cirúrgicas ginecológicas, damos um mergulho profundo no complexo campo da anatomia patológica. Este livro é uma exploração meticulosa dos pormenores essenciais da macroscopia, oferecendo uma perspetiva aprofundada do exame de tecidos e órgãos ginecológicos.

Enquanto anatomopatologistas e intervenientes-chave no sector da saúde, o domínio dos protocolos macroscópicos para amostras cirúrgicas ginecológicas é de extrema importância. Estes protocolos são a pedra angular de um diagnóstico preciso e de uma gestão eficaz, com um impacto direto nos cuidados e no bem-estar dos doentes.

Este manual abrangente destina-se especificamente a profissionais que pretendam aperfeiçoar as suas competências macroscópicas e aprofundar os seus conhecimentos na análise de amostras ginecológicas. Ao explorar em pormenor as diretrizes práticas e os métodos específicos de cada tipo de amostra, fornece um recurso abrangente para apoiar os patologistas na sua prática diária.

Em última análise, este guia pretende tornar-se um companheiro indispensável, oferecendo protocolos claros, ilustrações relevantes e conselhos práticos para uma abordagem metódica e rigorosa da macroscopia em anatomia patológica, contribuindo assim para a melhoria contínua dos cuidados de saúde no domínio ginecológico.

INTRODUÇÃO

No coração da fascinante prática da anatomia patológica encontra-se a subtil arte do exame macroscópico, um passo fundamental que revela os segredos escondidos nas peças cirúrgicas. Cada espécime, sujeito a uma análise meticulosa que inclui medição, peso, palpação e dissecação, revela pistas cruciais para a patologia subjacente. Guiados por diagramas pormenorizados e fotografias evocativas, os patologistas embarcam numa viagem cativante em que cada elemento tem um significado profundo.

O exame macroscópico é mais do que uma simples observação; molda o prognóstico da doença ao identificar parâmetros-chave como o tamanho e a localização da lesão, influenciando as decisões sobre futuras análises microscópicas. Desde a escolha das áreas a amostrar até à preservação das amostras para investigação posterior, cada passo é essencial para garantir diagnósticos exactos e informados.

A fixação, uma fase crucial, assegura a preservação da morfologia celular e exige uma vigilância especial para garantir resultados fiáveis. As precauções tomadas durante a fixação, tais como a seleção do fixador adequado, o tamanho dos recipientes e as técnicas adaptadas ao tipo de tecido, são elos essenciais da cadeia de processamento das amostras. Cada fase deste meticuloso processo atesta o empenho infalível dos anatomopatologistas em desvendar os mistérios da patologia, oferecendo chaves inestimáveis para os cuidados dos doentes e para o avanço da investigação médica.

FICHA TÉCNICA: AUTÓPSIA FETAL

Patologia Ginecologia

Objectivos pedagógicos :

1) Efetuar metodicamente uma dissecação fetal, tendo como referência um cartão de índice.
técnica.

2) Ao dissecar o feto, recolher as amostras necessárias para os seguintes testes
mais testes.

3) Identificar eventuais anomalias congénitas durante a dissecação do feto.

INTRODUÇÃO

A autópsia fetal é um exame cada vez mais frequente. Pode ser solicitada em caso de aborto espontâneo, de interrupção médica da gravidez ou de morte fetal in utero. Completa a avaliação de uma gravidez patológica e constitui um elemento essencial do **aconselhamento genético.**
A autópsia fetal é uma etapa fundamental no tratamento multidisciplinar de uma gravidez patológica. É efectuada em função das disponibilidades locais e dos acordos entre as diferentes equipas.

MATERIAL NECESSÁRIO

1. Fita métrica flexível para circunferências
2. Réguas graduadas
3. Paquímetros para diâmetros
4. Uma faca
5. Um bisturi com a sua lâmina
6. Alicates com e sem garras
7. Sondas, incluindo uma sonda de ponta de azeitona
8. Tesoura com ponta de espuma
9. Cassetes
10. Câmara

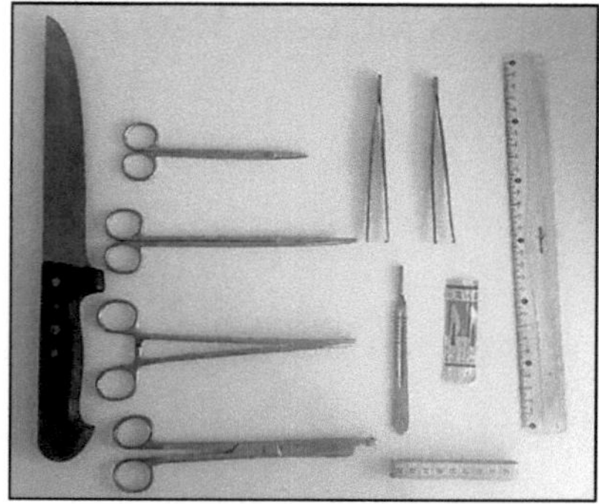

Figura 1: Equipamento de dissecação utilizado durante a autópsia fetal.

Equipamento especial de amostragem :

1. Meio de cultura para cariótipo
2. Tubos de congelação
3. Tubos e frascos esterilizados para estudos bacteriológicos
4. Seringas e agulhas esterilizadas

METODOLOGIA

• O exame fetopatológico comporta várias etapas sucessivas que devem ser efectuadas segundo uma ordem determinada, a fim de garantir a qualidade do exame.

• As fotografias são tiradas de forma sistemática. São essenciais para documentar as malformações.

A. EXAME EXTERNO

• O estado de **maceração** do feto é avaliado.

• Um feto macerado é um sinal de morte fetal no útero.

• A maceração provoca hipotonia, epidermólise (descolamento da pele), cor castanho-avermelhada do feto, coloração vinosa do cordão umbilical e sobreposição dos ossos do crânio.

• Se o período de retenção for muito longo, pode ocorrer **mumificação**.

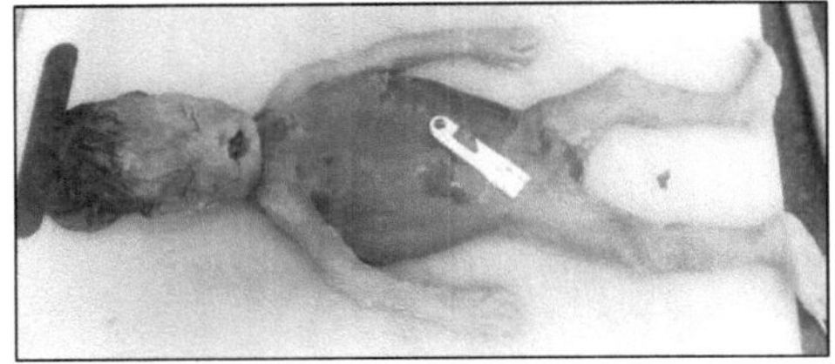

Figura 2: feto macerado que apresenta epidermólise (descolamentos de pele), uma cor castanho-avermelhada e ossos do crânio sobrepostos

- O exame externo começa com medições:

- **Peso**,

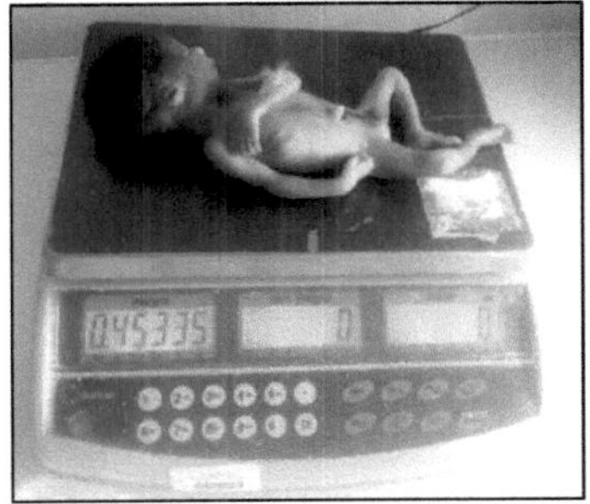

Figura 3: Pesagem do feto.

- **VT** (Vértice - Calcanhar),

- **VC** (Vértice-Cóccix),

- **PC** (Perímetro Craniano),

- **LP** (Foot Length): o comprimento do pé é utilizado para estimar a idade gestacional através de gráficos (**Fig. 10**).

- **PA** (Perímetro Abdominal): ao nível do umbigo

- **PT** (Perímetro Torácico): ao nível dos mamilos

- **BIP** (Diâmetro Biparietal),

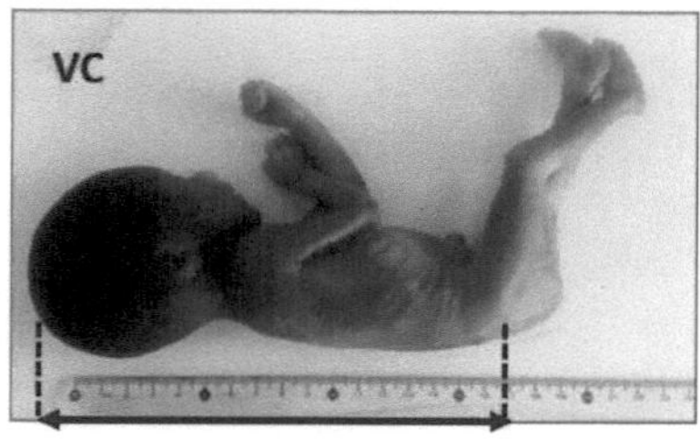

Fig 4: Medição do comprimento vértice-cóccix **(VC)**

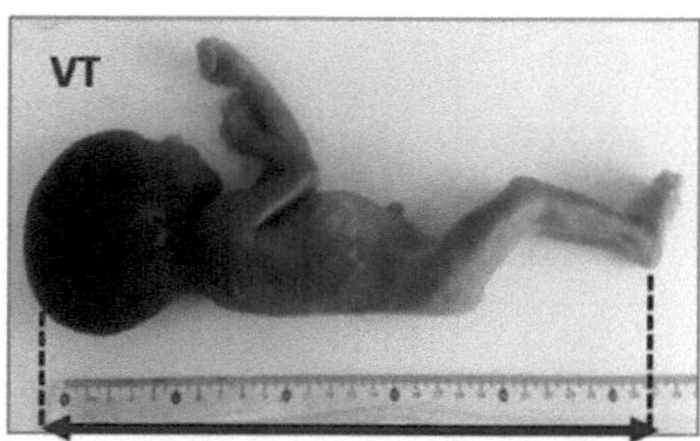

Fig 5: Medição do comprimento **Vértice-Talão (VT)**

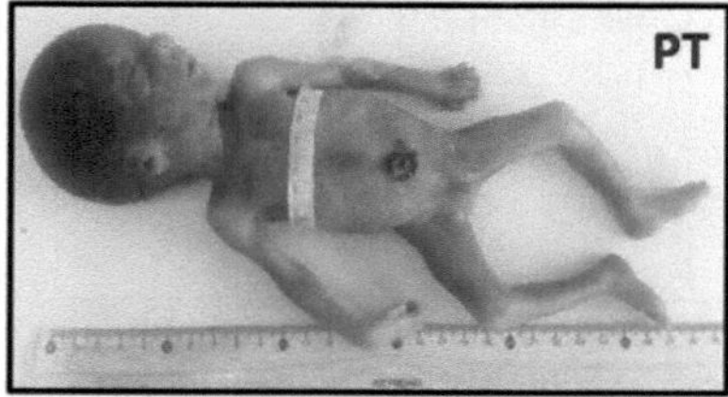

Fig 6: Medição do perímetro torácico **(TP)**

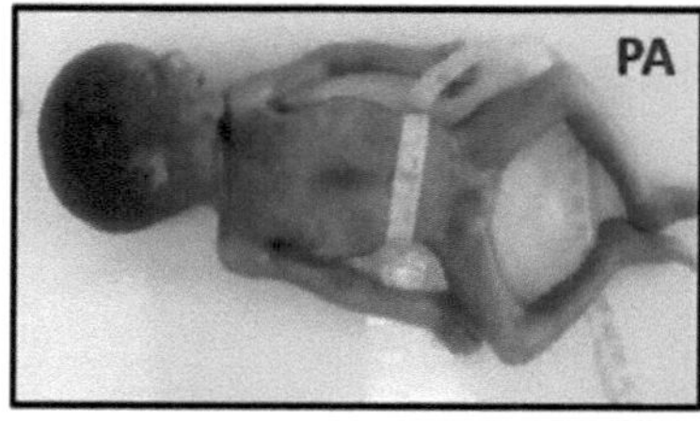

Fig 7: Medição do perímetro abdominal **(AP)**

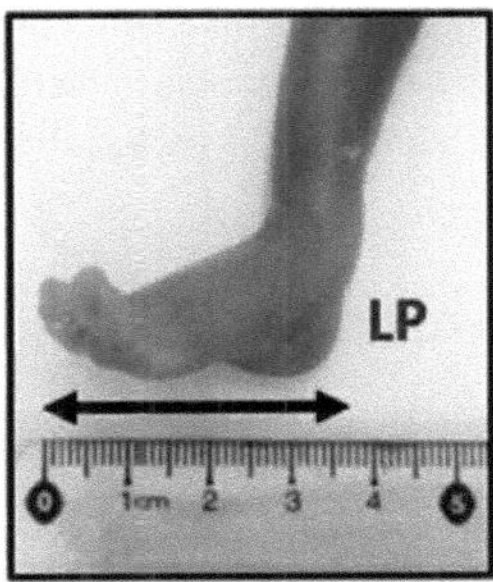

Fig 8: Medição do comprimento do pé **(LP)**

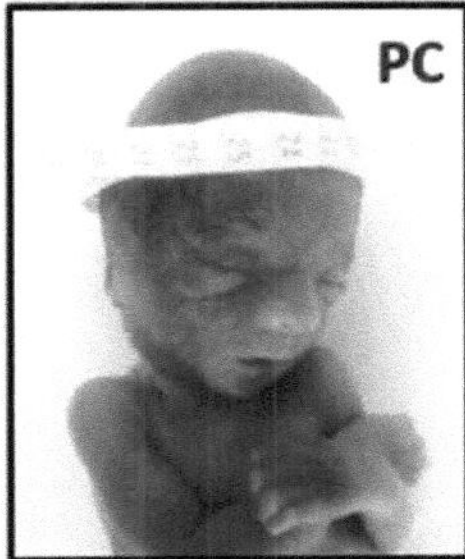

Fig 9: Medição do perímetro cefálico **(PC)**

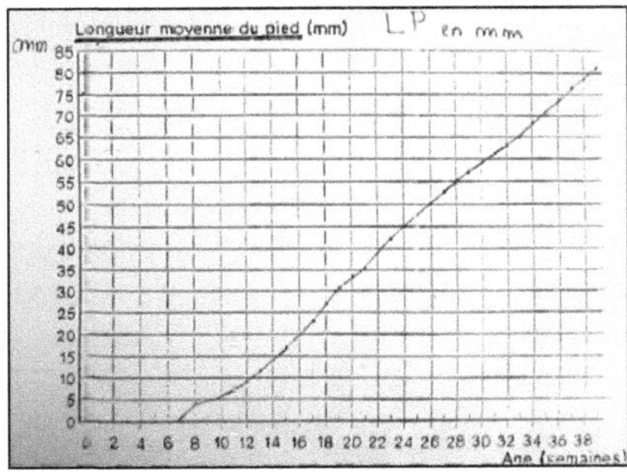

Figura 10: Curva utilizada para estimar a idade gestacional em função do comprimento do pé.

• **Orifícios**: coana, palato, canal auditivo externo, ânus, uretra. A permeabilidade dos orifícios naturais é verificada passando uma sonda através deles: canal auditivo externo, coanas, ânus. Procura-se uma fenda palatina e uma úvula bífida.

• **Extremidade cefálica**: fontanelas e suturas, ossos do crânio, face, olhos, boca, língua, gengivas, orelhas e pescoço, avaliação da dismorfia facial.

Medição das distâncias inter-cantos (Figura 11) :

→ Distância interna intercantónica (DICI) = **CD**

→ Distância intercantónica externa (DICE) = **AB**

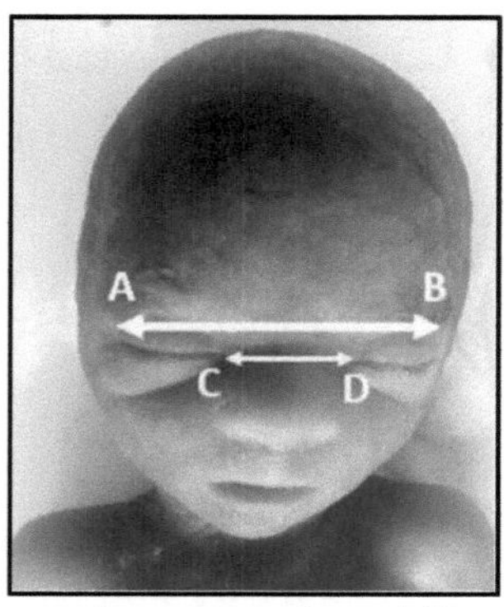

• **Tronco**: face anterior, face posterior, esterno, tórax, abdómen, umbigo e coluna vertebral.

• **Órgãos genitais externos**

• **Membros**, músculos, extremidades e pele.

B. EXAME INTERNO

Após a incisão em Y invertido (Figura 12), localizam-se primeiro as gónadas, o apêndice, a vesícula biliar (à direita da veia umbilical) e as cúpulas, e depois retira-se o plastrão esternal. Um exame rápido permite verificar se todos os órgãos estão no sítio, se o coração está à esquerda, apontando para a esquerda, se os pulmões estão bem lobulados e se existem anomalias do nariz. Em seguida, são colhidas amostras estéreis para bacteriologia e/ou virologia: pulmão, fígado ou ADN do pulmão, fígado, músculo, pele, etc. As amostras serão adaptadas a cada caso, mas o ideal é conservar sistematicamente tecidos para ADN de cada feto.

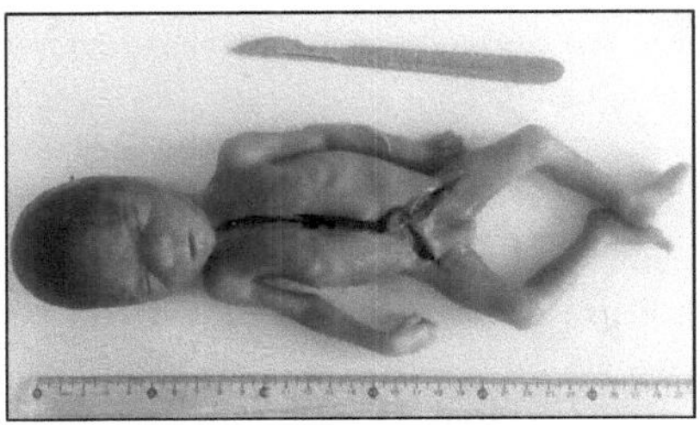

Figura 12: Incisão em Y invertido para extração do monobloco visceral

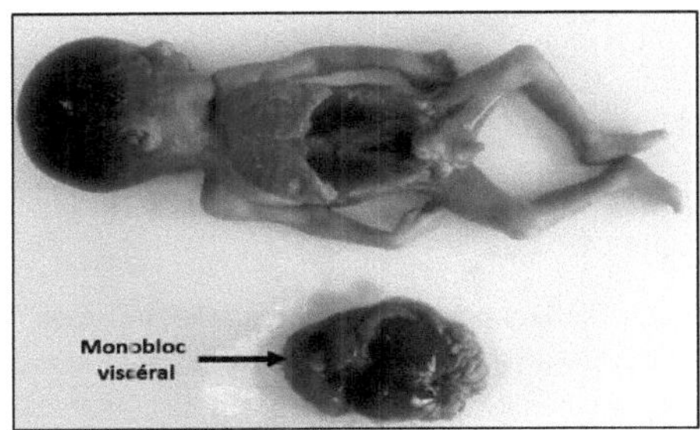

Figura 13: Extração do monobloco visceral

A dissecção deve ser meticulosa, começando pela parte superior: o **timo** deve ser visualizado seguido dos **vasos do pescoço** e **do coração** com os grandes vasos, técnica utilizada para examinar o coração in situ quando este é normal. As veias pulmonares devem ser claramente identificadas, uma vez que um retorno venoso pulmonar anormal pode ser subdiafragmático. Em caso de cardiopatia, o coração é conservado num fixador para ser reexaminado após lavagem com formalina por seringa (larsen ou formalina). Após a dissecção do coração cortam-se todos os vasos do pescoço e liberta-se o bloco coração-pulmão, separando o esófago da coluna vertebral, verificando a sua permeabilidade, bem como a da traqueia e dos brônquios, e incisando o esófago para procurar uma fístula esotraqueal. A aorta pode ser cortada ao nível das cúpulas e todas as vísceras podem ser pesadas e retiradas para histologia. A glândula tiroide e a laringe podem ser removidas.

A dissecação prossegue com a fase abdomino-pélvica: remoção das **gónadas**, dissecação do **tubo digestivo** a partir da base, depois remoção em **4 níveis** (reto, cólon, intestino delgado, estômago), dissecação simultânea do **pâncreas**, que será removido com o duodeno ao nível da cabeça do pâncreas, dissecação do **baço** e do **fígado. As supra-renais**, que são moldadas nos **rins, e as vias urinárias**, que são controladas (ureteres, bexiga e uretra), bem como as artérias renais, permanecem no local. Em caso de megavessia, o bloco rins-ureteres-bexiga é retirado e a uretra é aberta no estado fresco, o que é mais fácil do que após a fixação em formol. Pofim, procede-se à localização dos **órgãos genitais internos: deferentes, útero**, em busca de uma anomalia. **O osso e a cartilagem** serão retirados sistematicamente em casos de condrodisplasia, anomalias de ossificação, atraso de crescimento grave, mas também em casos de hidropisia e infecções virais como o **Parvovírus B19** (medula óssea).

Por último, a fase **neuropatológica**: a extração do **encéfalo, que é sempre** sistemática nos **casos de patologia fetal**, e que é tentada mesmo que o feto esteja macerado. Uma vez extraído o cérebro, são examinadas as estruturas endocranianas habituais, como os canais semicirculares, etc. Além disso, **os olhos** de todos os fetos malformados, nomeadamente os que apresentam patologia neurológica, e o músculo são retirados por histologia convencional e microscopia eletrónica. Por fim, a **medula espinal** é sistematicamente recolhida em caso de patologia neuromuscular ou metabólica.

C. AMOSTRAS COLHIDAS DO FETO

Para além da amostragem habitual do pulmão **para bacteriologia,** podem s e r recolhidos vários tipos de amostras, por exemplo:

---- **Para cariotipagem** ou **hibridação in situ**: pele, pulmão, músculo, ascite, urina e sangue intracardíaco. Os tecidos (exceto o sangue, que será enviado num tubo heparinizado, e a urina ou ascite num tubo seco) serão imersos num tubo de meio de cultura mantido a 4°C e depois colocados numa estufa a 37°C no laboratório de Citogenética. Estes tubos de meio podem ser preparados com antecedência e mantidos congelados a -20°, sendo depois descongelados para utilização.

→ **Para virologia**: pulmão, coração, fígado, cérebro, ascite, sangue intracardíaco

---- **Para culturas para congelação**: pele, pulmão em muitos casos de síndromes malformativos, patologia metabólica, recidivas, etc.

---- **Para microscopia eletrónica**: músculo, pele, outros...

---- **Para estudos de ADN e/ou bioquímicos**: músculo, pulmão, fígado, etc. a -80° ou em azoto líquido para qualquer patologia

Em alguns casos, amostragem em isopentano arrefecido em azoto líquido: músculo

CONDIÇÕES E REGRAS DE BOAS PRÁTICAS

► O feto deve ser acompanhado de uma **ficha de informação** (Figura 14), indispensável para que o exame seja efectuado corretamente, indicando a idade fetal, as circunstâncias da morte, os antecedentes familiares, a noção de consanguinidade, a evolução da gravidez, os exames efectuados e os seus resultados, as ecografias, etc.

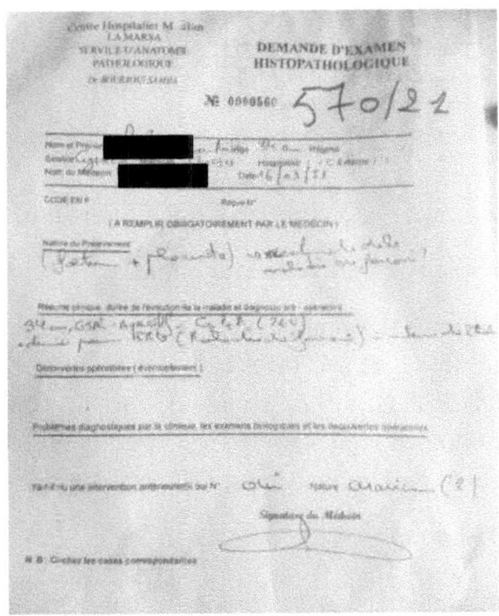

Figura 14: Ficha de informação clínica

► Para um exame feto-placentário ótimo, o feto e a placenta devem chegar ao laboratório de patologia num estado fresco, o mais cedo possível após a expulsão. Não devem ter sido congelados.

► A fixação impossibilita a recolha de amostras especiais: para testar a infeção, congelar para extração de ADN ou análise histo-enzimológica.

► Todos os parâmetros serão registados num documento escrito, incluindo o peso e as medidas do feto. Todas as anomalias serão registadas, quer durante o exame externo, quer durante o exame interno.

CONCLUSÃO

■ O exame fetopatológico é o mesmo para todos os fetos; os exames complementares ou as amostras devem ser adaptados a cada caso. Este exame deve ser ótimo para fornecer aos pais os conselhos genéticos mais precisos.

■ O relatório de fetopatologia deve ser claro e conciso, salientando as eventuais anomalias e sem se deter em pormenores desnecessários. É importante ter em conta que este relatório pode ser lido pelos pais, pelo que não devem ser feitas comparações zoológicas (fácies batráquio) e, sobretudo, que este documento, juntamente com as fotografias, as radiografias e os resultados do exame fetopatológico, deve ser claro e conciso.

REFERÊNCIAS

1) Autópsia fetal: um procedimento médico pertinente | Documents de Médecine Légale (wordpress.com)

2) Kalousek DK. Patologia do aborto: o embrião e o feto prematuro. Em Gilbert-

Barness E (ed.). Potter's pathology of the fetus and infant. St. Louis: Mosby; 1997. p. 106.

3) Emmrich P, Horn LC, Seifert U. [Achados morfológicos em fetos e placentas de aborto tardio no 2º trimestre]. Zentralbl Gynakol. 1998;120(8):399-405.

4) Marton T, Hargitai B, Patkós P, Csapó Z, Szende B, Papp Z. [Prática do exame patológico fetal]. [Prática do exame patológico fetal. Orv Hetil. 1999 Jun 20;140(25):1411-6.

5) Exame Patológico de Tecido Fetal e Placentário Obtido por Dilatação e Evacuação

| Archives of Pathology & Laboratory Medicine | Allen Press

FICHA TÉCNICA: TRATAMENTO MACROSCÓPICO DE UMA AMOSTRA DE MIOMECTOMIA

GERAL

▪ O mioma uterino, também conhecido como leiomioma, é um tumor mesenquimatoso que se desenvolve no músculo liso, frequentemente separado do miométrio por uma pseudo-cápsula ligada à condensação de tecido conjuntivo.

▪ Trata-se de um tumor benigno dependente de hormonas, que aumenta de tamanho durante a gravidez e sob tratamento com estrogénios e regride na menopausa.

METODOLOGIA

A- Relatórios

A posição do maior diâmetro transversal dos miomas em relação ao miométrio permite classificá-los em três famílias:

• **Miomas submucosos**: elevação do endométrio e abaulamento para o interior do cavidade uterina

• **Miomas intramurais ou intersticiais**: na parede do miométrio

• **Miomas subserosos**: elevam a serosa e incham na cavidade peritoneal

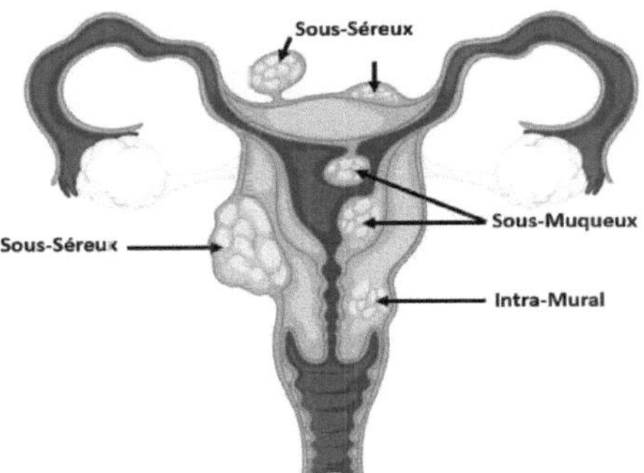

Figura 1: Localização dos leiomiomas
Miomas uterinos - Ginecologia e Obstetrícia - MSD Manual Professional Edition
(msdmanuals.com)

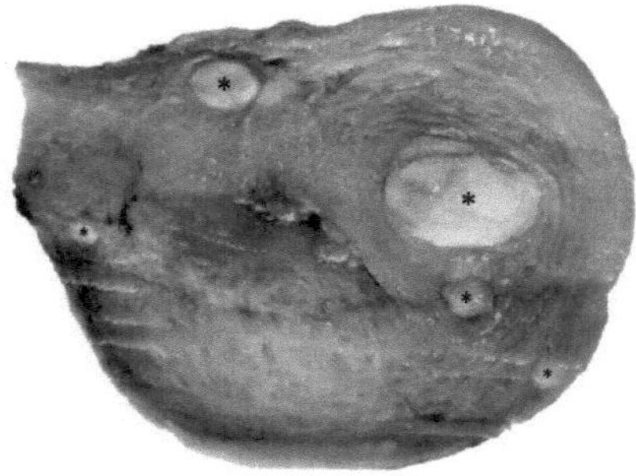

Figura 2: Leiomiomas intramurais numa amostra de histerectomia (asteriscos)

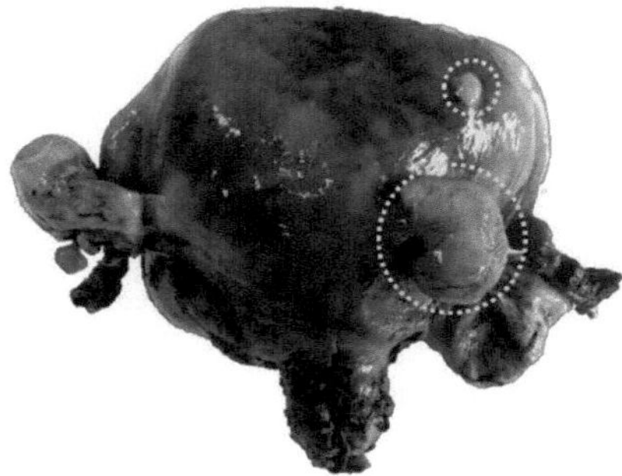

Figura 3: Dois leiomiomas subserosos numa amostra de histerectomia

B- Critérios de referenciação

Não é possível o encaminhamento para a miomectomia, onde os leiomiomas são frequentemente transmitidos separadamente

C- Pesar todos os leiomiomas uterinos

- ∣Totalgramas

- Possivelmente individualmente para artigos maiores

D- Descrever os leiomiomas uterinos

- Número de leiomiomas
- Tamanho dos leiomiomas, do maior para o mais pequeno
- as três dimensões do maior

-   a maior dimensão do menor
E- Leiomiomas de abertura

Abra-os todos e especifique :
- A **cor**

- A presença de áreas de necrose	☐ sim	☐ não
- Alterações hemorrágicas	☐ sim	☐ não
- Alterações edematosas	☐ sim	☐ não
- Calcificações	☐ sim	☐ não
F- Amostragem Na ausência de uma remodelação		

Remover sistematicamente **1 bloco** por cada leiomioma de grandes dimensões (**>5 cm**)

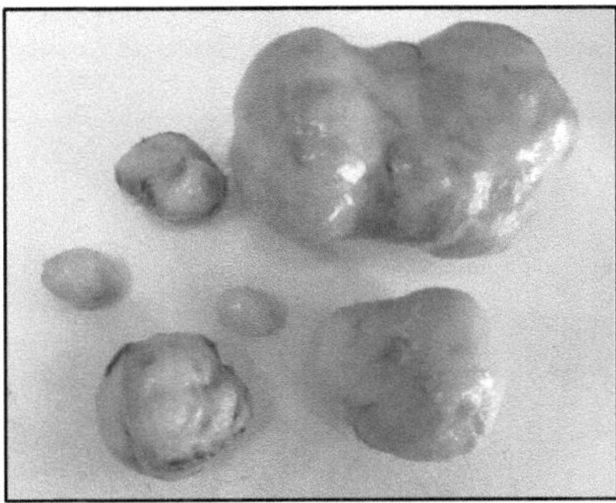

Figura 4: Aspeto macroscópico de numerosos leiomiomas uterinos

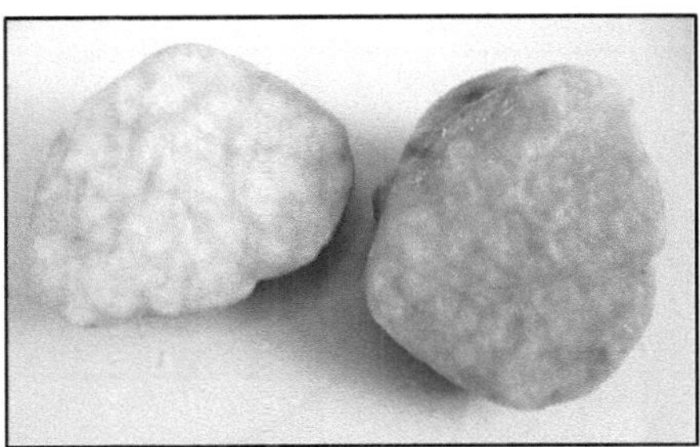

Figura 5: Aspeto macroscópico de um leiomioma uterino não remodelado: Na secção:
esbranquiçado fasciculado homogéneo.

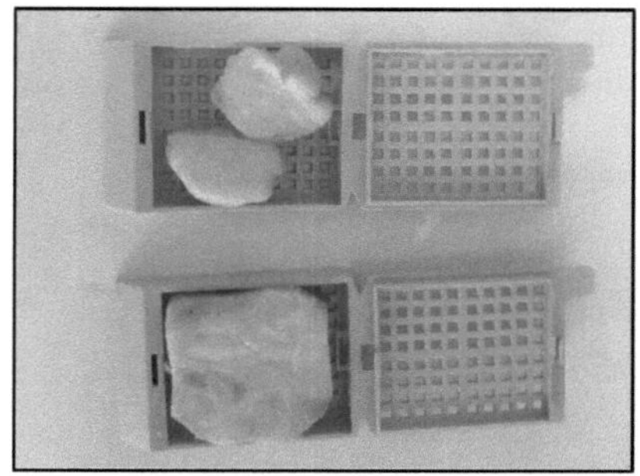

Figura 6: As amostras retiradas dos miomas são colocadas em cassetes

- **Em caso de remodelação**

☐ Retirar sempre **1 bloco por cada cm do eixo mais longo,** independentemente do tamanho do mioma.

☐ Em caso de fragmentação devido à técnica cirúrgica, não é possível efetuar medições e deve ser sistematicamente retirada uma fatia de cada lasca de ressecção.

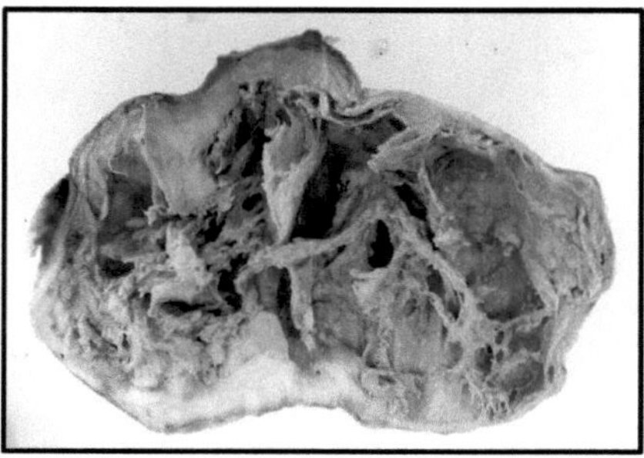

Figura 7: Leiomioma remanufaturado em necrobiose asséptica com degeneração quística

MATERIAL NECESSÁRIO

11. Agente de fixação: O agente de fixação habitual é a formalina tamponada a 10%.

12. Lâmina de bisturi - faca

13. Tesoura

14. Fita métrica - Régua plana

15. Cassetes

16. Câmara

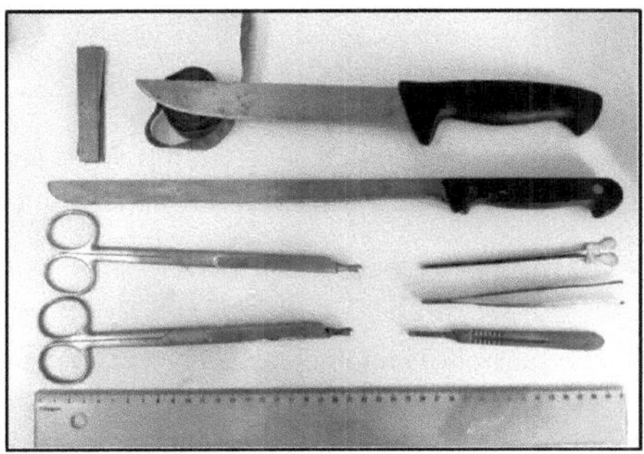

Figura 8: Equipamento necessário para o processamento macroscópico de peças de miomectomia

CONDIÇÕES E REGRAS DE BOAS PRÁTICAS

- A peça cirúrgica é fixada durante 24 a 48 horas em formalina tamponada a 10%.
- Uma fixação tardia ou deficiente afectará a qualidade morfológica das secções histológicas. Respeitar o rácio entre o volume de tecido e o volume de fixador (1/10).
- Todas as peças de miomectomia devem ser enviadas para o laboratório de anatomia patológica juntamente com uma ficha de informação clínica que descreva a história da doença, os antecedentes da doente, os resultados dos exames paraclínicos efectuados e o tratamento administrado.

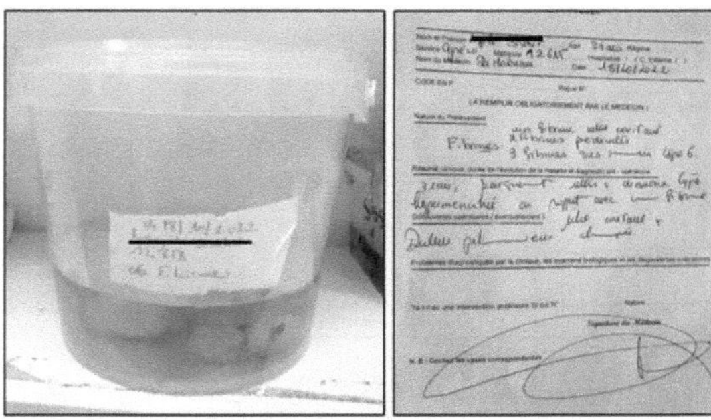

Figura 9: Seis amostras de miomectomia fixadas em formalina num frasco rotulado, acompanhadas de uma folha de informação clínica.

CONCLUSÃO

▪ O exame macroscópico das amostras de miomectomia contribui para o tratamento dos doentes.

▪ Deve ser metódico e meticuloso.

▪ Deve ser efectuada uma amostragem adequada nas amostras de miomectomia para para eliminar a malignidade.

REFERÊNCIAS

1. 9 Item.pdf (lsmuni.lt)
2. curso.pdf (confkhalifa.com)

FICHA TÉCNICA: TRATAMENTO MACROSCÓPICO DE UMA AMOSTRA DE ANEXECTOMIA SIMPLES

LEMBRETE ANATÓMICO
Ovário

▪ O seu volume varia de acordo com o período de atividade genital e atrofia após o menopausa.

▪ A sua superfície é irregularmente acidentada durante o período de atividade genital, em relacionados com a maturação e a rutura dos folículos.

Relatórios do ovário

▪ O **hilo do ovário** está ligado à parte posterior do ligamento largo pelo **meso-ovário**.

▪ O ligamento útero-ovariano l.ga o bordo medial do ovário ao corno uterino.

abaixo e atrás da probóscide.

▪ O ligamento lombo-ovariano (ou ligamento infundíbulo-pélvico) fixa o pólo superior do ovário à parede pélvica e participa na vascularização através dos vasos lombo-ovarianos (colaterais da aorta e da VCI).

Tubo uterino

A trompa tem **4 partes**:

▪ **O infundíbulo (pinna)**, porção distal, com 10 mm de comprimento.

▪ **A ampola** tem metade do comprimento do tubo, é mais estreita e mais tortuosa.

▪ **O istmo** tem 20 a 30 mm de comprimento, com um lúmen estreito e uma parede espessa e mais musculada.

▪ E **a porção intersticial** (ou intramural), onde a muscularis se juntou ao miométrio.

▪ **Tamanho**: 9 a 12 cm de comprimento, mas após a fixação aparece frequentemente mais curto e compacto.

sinuoso devido ao tamanho da musculatura.

Relações da trompa uterina

▪ O limite proximal da trompa está ligado ao corno uterino acima e à frente do ligamento do ovário e acima e atrás do ligamento redondo do útero.

▪ O peritoneu pélvico reflecte-se na trompa para dar origem ao **meso-salpinge**, no ligamento do ovário para dar origem ao **meso-ovário** e no ligamento redondo para dar origem ao ligamento largo.

METODOLOGIA
Critérios de referenciação
- Especificar **a lateralidade**:
- **Direito**
- □ **Esquerda**
- O tubo é coberto por uma prega de peritoneu que forma a **meso-salpinge**.
- Os vasos ováricos são cobertos por uma prega de peritoneu **denominada meso-ovário**.
- A trompa uterina e a meso-salpinge estão **à frente do** ovário e **do** meso-ovário.
- Ao nível do corno uterino, a inserção do corno uterino, a trompa uterina e os vasos do ovário, que continuam no paramétrio, podem ser vistos de frente para trás.

Separação do ovário e gestão do mesmo

Separação do ovário da trompa de Falópio
Medição do ovário :
Pesar apenas o ovário:
Abrir o ovário num plano de corte que atravesse o hilo ovárico

Descrever eventuais lesões ovarianas:

  Quistos
  Corpo amarelo
  Remodelação fibrosa
  Alterações hemorrágicas .

(Remover estas lesões)

Remover sistematicamente um corte da secção do ovário passando pelo hilo: **1 bloco**
Gestão da trompa uterina

Medição da trompa uterina :

Comprimento:
Descrever eventuais lesões tubárias:

- **Cisto paratubal**

- **Dilatação tubária**
- **Clipes para tubos**
- **Salpingotomia**
- **Hematoma da parede .**

Remoção destas lesões
Tomar sistematicamente três ccrtes transversais escalonados de 1 bloco

- **1 fatia ístmica proximal**
- **1 fatia média de ampulária**
- **1 fatia distal do pavilhão**

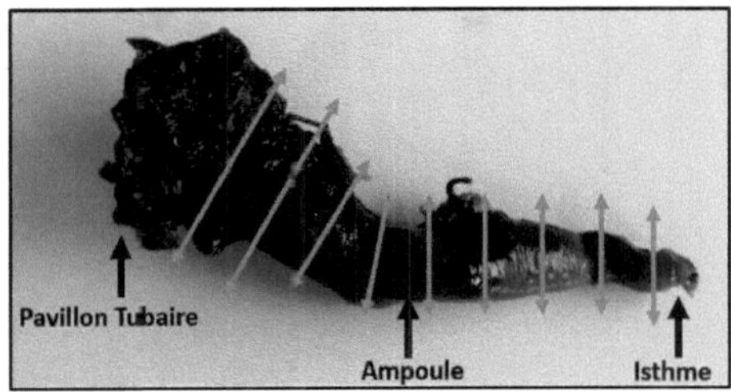

Figura 1: Amostras retiradas do tubo após o corte em série

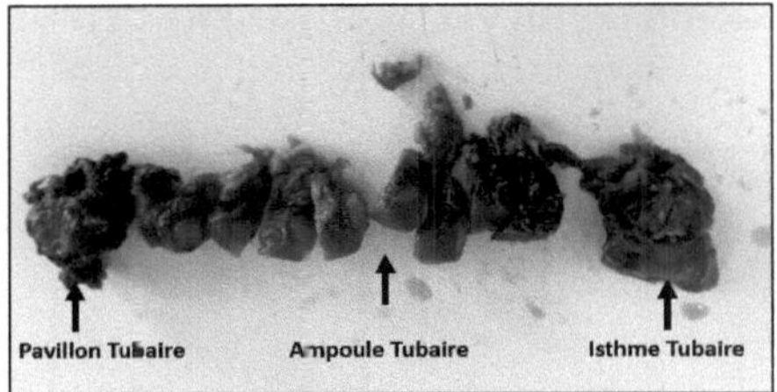

Figura 2: Amostras retiradas do tubo após o corte em série

O que provar
OVAIRE
1 corte de secção passando pelo hilo do ovário□ 1 bloco
TRUMPO UTERINO
3 cortes transversais tubulares escalonados□ 1 bloco Remover qualcuer lesão associada

MATERIAL NECESSÁRIO

17. Agente de fixação: O agente de fixação habitual é a formalina tamponada a 10%.

18. Lâmina de bisturi - faca

19. Tesoura

20. Fita métrica - Régua plana

21. Cassetes

22. Câmara

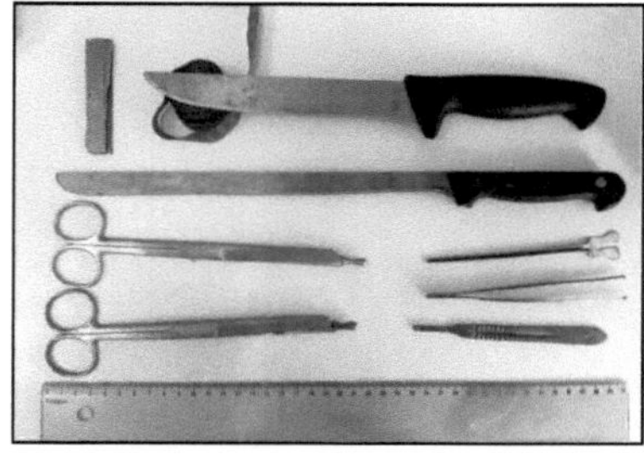

Figura 3: Equipamento necessário para a gestão macroscópica de amostras de ressecção intestinal

EXEMPLOS DE PEÇAS DE ANEXECTOMIA

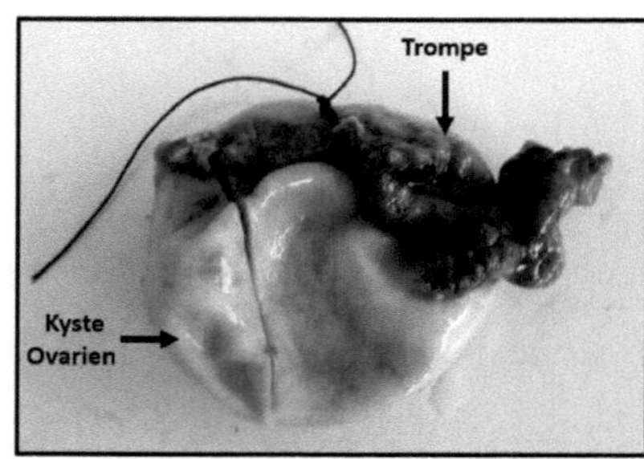

Figura 4: Peça de anexectomia com trompa e ovário contendo um quisto seroso unilocular.

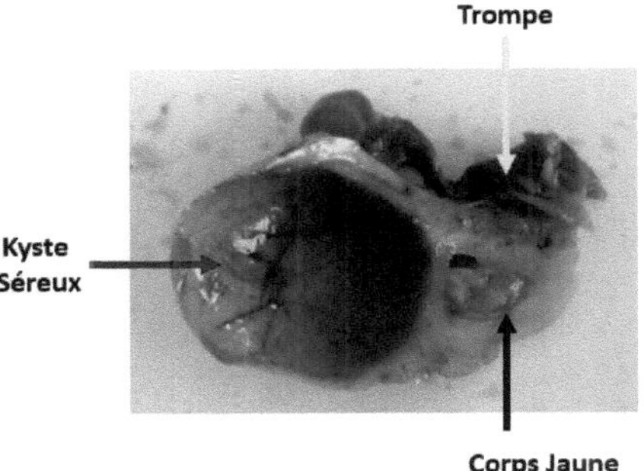

Figura 5: Peça de anexectomia com trompa e ovário contendo um quisto seroso unilocular e corpo lúteo.

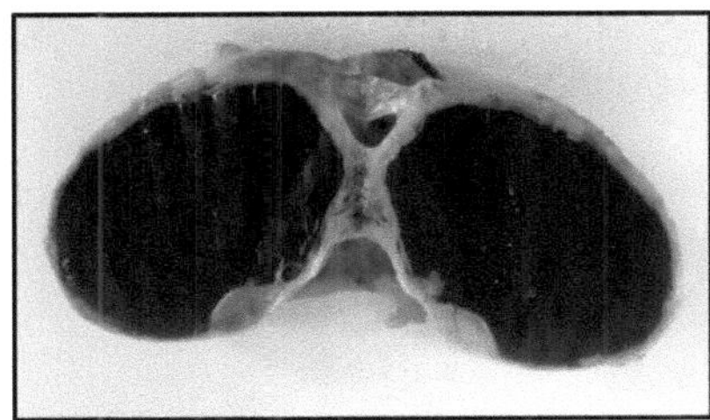

Figura 6: Peça de anexectomia com um ovário contendo um quisto endometriótico unilocular com conteúdo hemorrágico "chocolate".

CONDIÇÕES E REGRAS DE BOAS PRÁTICAS

- A peça cirúrgica é fixada durante 24 a 48 horas em formalina tamponada a 10%.
- Uma fixação tardia ou deficiente afectará a qualidade morfológica das secções histológicas. Respeitar a relação entre o volume de tecido e o volume de fixador (1/10).
- Todas as peças de anexectomia devem ser enviadas ao laboratório de anatomia patológica acompanhadas de uma ficha de informação clínica que descreva a história da doença, os antecedentes do paciente, os resultados dos exames paraclínicos efectuados e o tratamento administrado.

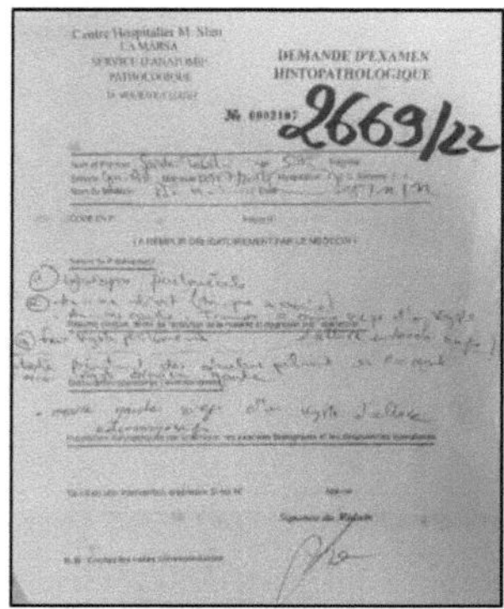

Figura 7: Ficha de informação clínica que acompanha um relatório de anexectomia parcial recebido pelo laboratório de patologia

CONCLUSÃO

- O exame macroscópico das peças de anexectomia contribui para a gestão dos doentes, avaliando o prognóstico e definindo critérios importantes para a prescrição de qualquer tratamento pós-operatório adicional.

REFERÊNCIAS

3. The-Ovaries.pdf (uca.ma)

4. Les-Trompes-utérines.pdf (uca.ma)

5. TRUMPOS UTERINOS (univ-batna2.dz)

6. Esquema 1 (cngof.net)

FICHA TÉCNICA: TRATAMENTO MACROSCÓPICO DE UMA AMOSTRA DE CISTECTOMIA DO OVÁRIO

GERAL

Um quisto do ovário é um inchaço que contém líquido e que se desenvolve à custa dos ovários. Os quistos do ovário subdividem-se em quistos funcionais e quistos orgânicos.

• **Os quistos funcionais** são cs mais comuns. Ocorrem nas mulheres durante os períodos de atividade genital. Os quistos funcionais devem-se a um "desequilíbrio hormonal" que faz com que um folículo ou um corpo lúteo fisiológico se transforme num quisto.

• **Os quistos orgânicos** desenvolvem-se à custa do epitélio de superfície (tumores epiteliais do ovário), do estroma especializado (tumores do cordão sexual) ou das células germinativas (tumores das células germinativas do ovário). Estes tumores são geralmente benignos, mas podem ser de malignidade limitada (tumor borderline do ovário) ou malignos.

METODOLOGIA

A- Medir e pesar o quisto

■ **Cisto comunicado :**

Intacto
☐ **Aberto**

■ **Medição** do quisto
■ Ou nas suas duas dimensões, se aberto

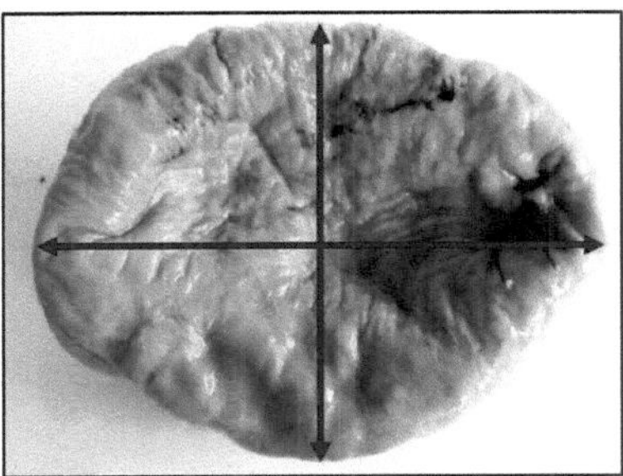

Figura 1: Medição de um cistadenoma seroso que foi aberto nas suas duas dimensões principais

Pesar o quisto
Se tiver chegado intacto (por abrir) e tiver um tamanho significativo (> 5 cm)

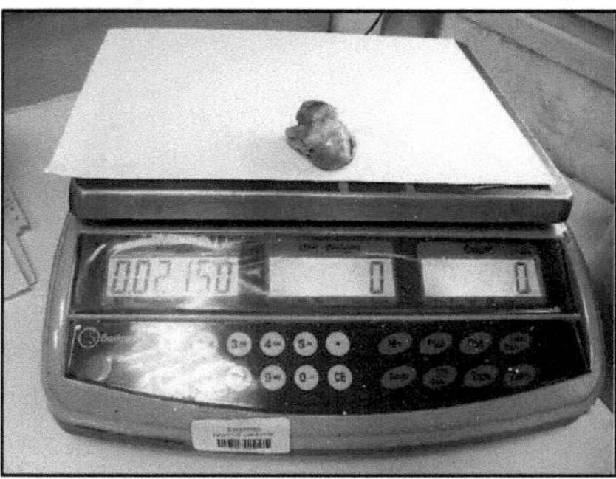

Figura 2: Pesagem do quisto

B- Descrever a superfície externa do quisto

Ver o clip :

Cápsula intacta
Suspeita de rutura capsular

As suas paredes exteriores :

Paredes lisas
Vegetação exterior

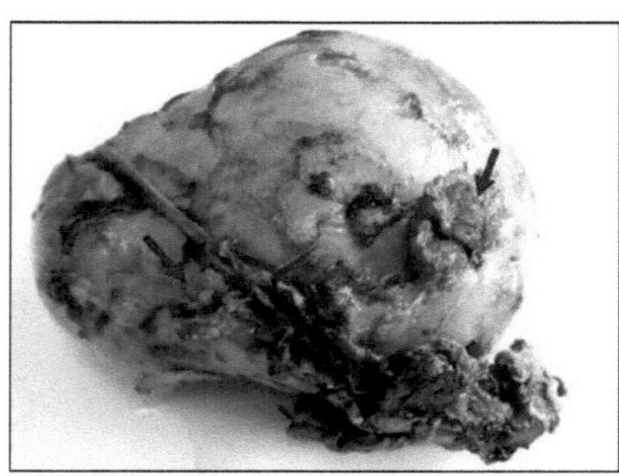

Figura 3: Superfície externa de um quisto do ovário com vegetações exocísticas (setas azuis)

Se houver suspeita de vegetação ou de rutura capsular: **pintar a superfície externa**

C- Abrir o quisto e descrever o seu conteúdo

Abrir o quisto (cuidado com os salpicos)

Descrever o seu conteúdo

Seroso

Mucinoso

Hemorrágico/chocolate

Nublado

Resíduos de cabelo

☐ **Outros :**

D- Descrever a superfície interna do quisto

Tipo

☐ **Unilocular**

☐ **Multilocular**

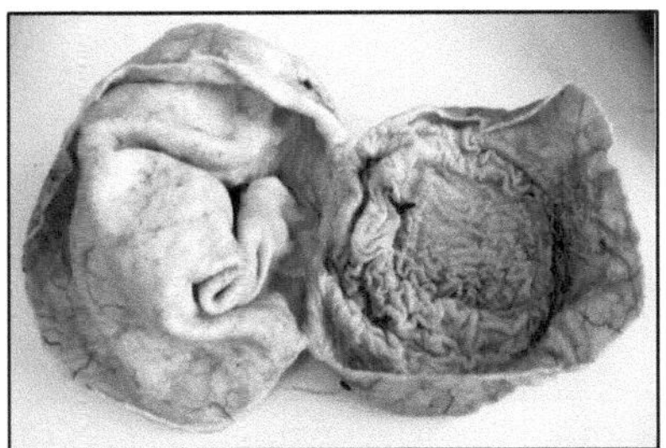

Figura 4: Formação quística unilocular (cistadenoma seroso)

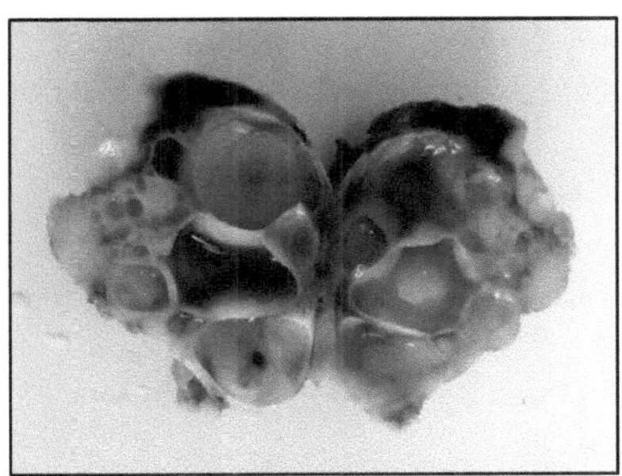

Figura 5: Formação quística multilocular (cistadenoma mucinoso)

Descrever as suas paredes internas :
Paredes lisasVegetação interior
Presença de eventuais áreas sólidas e sua proporção
Sólido (%)

E- Amostragem do tumor do ovário
  ☐Serous cisto fluido
quisto < 5 cm com aspeto de fluido seroso de paredes lisas: retirar 1 bloco
quisto > 5 cm, líquido seroso com parede lisa:
Demorar 2 a 3 quarteirões
  ☐Mucinous cisto fluido
quisto < 3 cm com aspeto de líquido mucinoso:Incluir todos
quisto > 3 cm com aspeto de líquido mucinoso: Incluir 1 bloco/cm
  ☐Haemorrhagic cyst / chocolate
cisto de qualquer tamanho: Incluir 1 bloco/cm

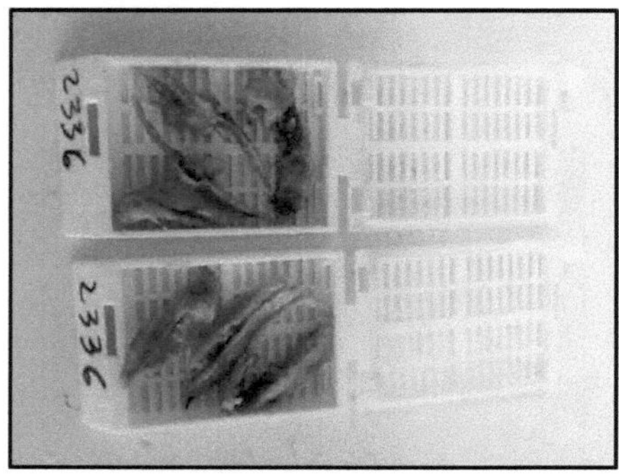

Figura 6: as amostras colhidas de um quisto do ovário são colocadas em cassetes

▪ Quisto com vegetações Todas as vegetações devem ser removidas, até **um** máximo de **um bloco por cm,** independentemente do tamanho do quisto.

▪ Os quistos com componentes sólidos devem ser removidos à razão de **um bloco por cm.**

MATERIAL NECESSÁRIO

23. Agente de fixação: O agente de fixação habitual é a formalina tamponada a 10%.

24. Lâmina de bisturi - faca

25. Tesoura

26. Fita métrica - Régua plana

27. Cassetes

28. Câmara

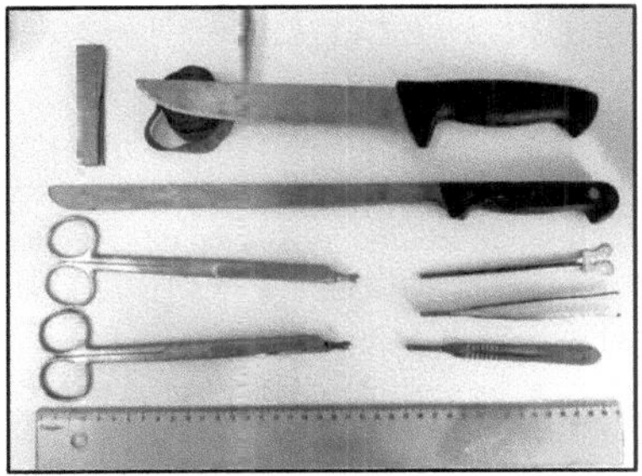

Figura 7: Equipamento necessário para a gestão macroscópica de amostras de ressecção
intestinal

I. EXEMPLOS DE AMOSTRAS DE CISTECTOMIA DO OVÁRIO

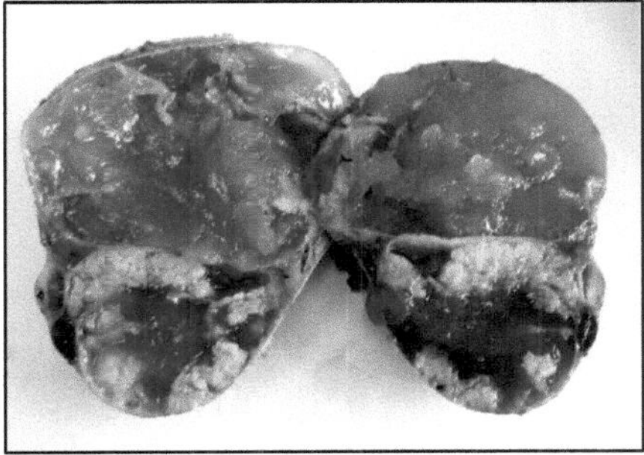

**Figura 8: Formação quística ovariana bilocular com conteúdo gelatinoso, viscoso e
componente sólido**

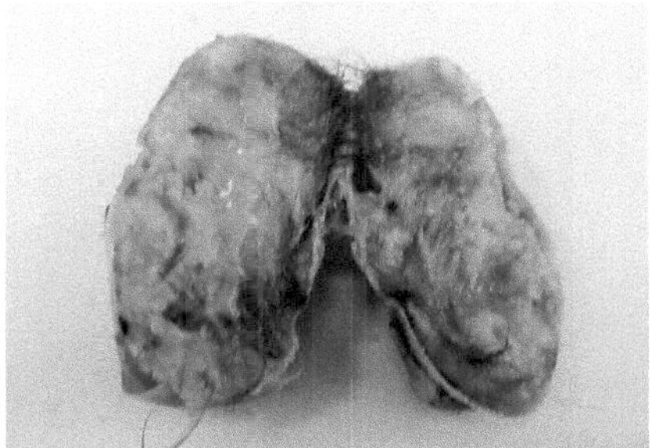

Figura 9: Formação cística unilocular com conteúdo pilossebáceo (teratoma cístico maduro)

CONDIÇÕES E REGRAS DE BOAS PRÁTICAS

▪ A peça cirúrgica é fixada durante 24 a 48 horas em formalina tamponada a 10%.
▪ Uma fixação tardia ou deficiente afectará a qualidade morfológica das secções histológicas.
Respeitar a relação entre o volume de tecido e o volume de fixador (1/10).
▪ Todas as peças de cistectomia ovárica devem ser enviadas ao laboratório de anatomia
patológica juntamente com uma ficha de informação clínica que descreva a história da
doença, os antecedentes da doente, os resultados dos exames paraclínicos efectuados e o
tratamento administrado.

CONCLUSÃO

▪ O exame macroscópico das amostras de cistectomia do ovário contribui para o tratamento
das doentes, especificando o tipo histológico do quisto e avaliando o prognóstico.

REFERÊNCIAS

7. Quistos do ovário.pdf (miniseminaires.com)
8. Microsoft Word - Quisto do ovário.docx_3º_ano [1] (facmed-univ- oran.dz)
9. Item-153-Lovary-curso-de-fumadores.pdf (confkhalifa.com)

FICHA TÉCNICA: EXAME MACROSCÓPICO DE UMA PEÇA DE HISTERECTOMIA

LEMBRETE ANATÓMICO

■ O útero é um órgão estranho e mediano situado na cavidade pélvica.

■ Tem a forma de um cone truncado, com uma base superior e um vértice inferior.

■ Tem uma constrição no meio: é o istmo uterino, que divide o órgão em duas partes:

- Um acima do corpo uterino.

- o inferior o colo do útero

■ A parede uterina é constituída por 3 camadas, da superfície à profundidade:

1. Serosa peritoneal ou **perímetro**: existe apenas no corpo.

O istmo e o colo do útero não têm peritoneu.

2. A muscularis ou **miométrio**: muito espesso, é constituído por 3 camadas: externo, médio e interno. É um músculo liso involuntário.

3. A mucosa: fina e friável, forma o endométrio do corpo.

■ O útero tem 3 segmentos:

−Corpo

−Istmo

−Colarinho

■ **Corpo:** de forma triangular. Caraterísticas :

−Dois lados

−Três ângulos

−Três arestas

Várias regiões podem ser isoladas:

- Os cornos uterinos direito e esquerdo

- O fundo uterino

- Superfície anterior: curva oposta ao saco reto-vesical

- Superfície posterior oposta ao fundo de saco de Douglas (fundo de saco reto-uterino).

■ **O istmo :**

O istmo é uma região virtual na junção entre o corpo uterino e o colo do útero.

- A sua superfície externa não peritonealizada encontra-se na junção entre o paramétrio e o paracervix.

- A sua parede situa-se entre a parede fibro-muscular do colo do útero e o miométrio do corpo.

- A sua mucosa situa-se na junção entre o endocérvix e o endométrio.

■ **Peritoneu** :
A parte superior do útero é coberta pela serosa peritoneal, que se reflecte :
- Para a frente para formar o beco sem saída vesico-uterino
- Para trás, para formar o beco sem saída reto-uterino (beco sem saída de Douglas)
O peritoneu reflecte-se nos anexos para formar :
- **Meso-salpinge** nas trompas de Falópio
- **Meso-ovários** nos vasos do ovário
Parâmetros e paracervix :
O peritoneu reflecte-se para formar :
- O **mesosalpinx** nas trompas de Falópio
- **Meso-ovários** nos vasos do ovário
- Os paramétrios estão dispostos lateralmente ao corpo uterino e incluem vasos e os ligamentos parametriais direito e esquerdo.
- **As paracervixes**: estão dispostas lateralmente ao colo do útero e contêm vasos e os ligamentos paracervicais direito e esquerdo.

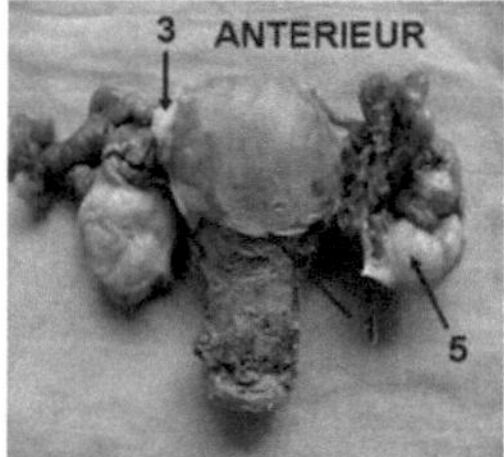

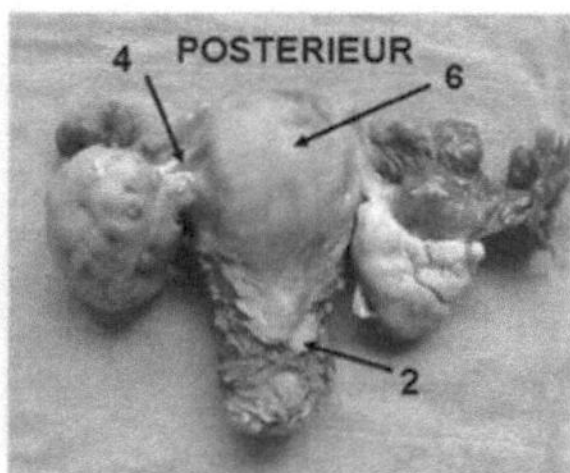

Figura 1: 1. fundo de saco vesico-uterino (mais alto); **2.** fundo de saco reto-uterino (Douglas); **3.** ligamento redondo; **4.** ligamento utero-ovariano; **5.** superfície posterior do útero (mais arredondada)

DEFINIÇÕES :

✦ **Apêndice**: ovário + trompa uterina
✦ **Histerectomia subtotal**: Deixa o colo do útero no sítio
✦ **Histerectomia total**: remoção do colo do útero

✦ **Histerectomia inter-anexial ou conservadora**: deixa os anexos no lugar
✦ **Colpo-histerectomia alargada**: útero (corpo e colo) + paramétrio / paracervix + colar vaginal
✦ **Traquelectomia**: remoção do colo do útero e do paracervix com colar vaginal que pode ser estendido aos parâmetros
✦ **Colpectomia**: remoção de um fragmento vaginal

- **Pelvectomia anterior**: bexiga + útero + vagina
- **Pelvectomia** posterior: útero + vagina + reto
- **Pelvectomia total**: bexiga + útero + vagina + reto

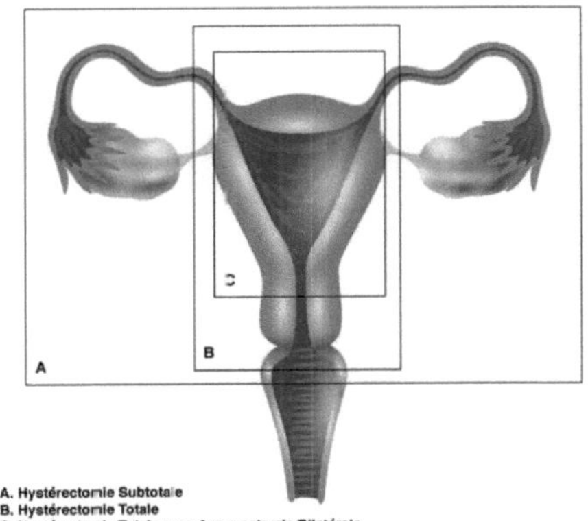

Figura 2: Tipos de intervenção

Histerectomia - especialização cirúrgica e robótica (gynecomarseille.com)

METODOLOGIA

1. Orientação da sala de operações :

Critérios de orientação :

- Superfície **posterior curva** do útero
- A serosa do fundo de saco de Douglas (posterior) desce **mais abaixo** do que a serosa do fundo de saco vesico-uterino
- Cornos uterinos da frente para trás :
- ligamento redondo
- mesosalpinx

- meso-ovário
- Trompas à frente dos ovários

2. Apêndices

Diferenciar e separar os anexos da direita e da esquerda

Tubos de bloqueio (tubos direito e esquerdo)

- **Trompa reta :**
- Comprimento: ll mm

Diâmetro: I mm

■ **Trompe gauche :** Comprimento: I mm

Diâmetro: I mm
Se não houver lesão macroscópica, pelo menos 1 bloco por tubo com 3 níveis (istmo / ampola / infundíbulo), isolando a direita e a esquerda.

Bloqueios **ovarianos** (ovários direito e esquerdo)
■ **Medir** os ovários: II I x II I mm
■ **Pesagem** dos ovários: I IIgramas

Se não houver lesão macroscópica, pelo menos 1 bloco por ovário, isolando o ovário direito do esquerdo. No caso de lesões macroscópicas, consultar o tratamento macroscópico dos anexos.

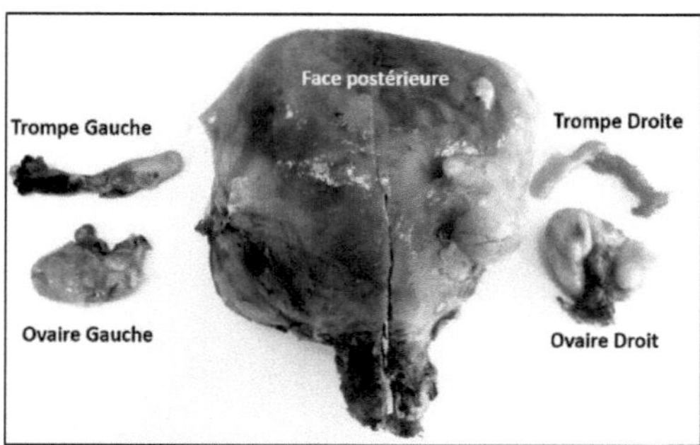

Figura 3: Diferenciação e separação dos apêndices direito e esquerdo

3. Pesagem do útero

■ **Pesar**

O útero: II I gramas

■ **Não tingir** na ausência de patologia tumoral

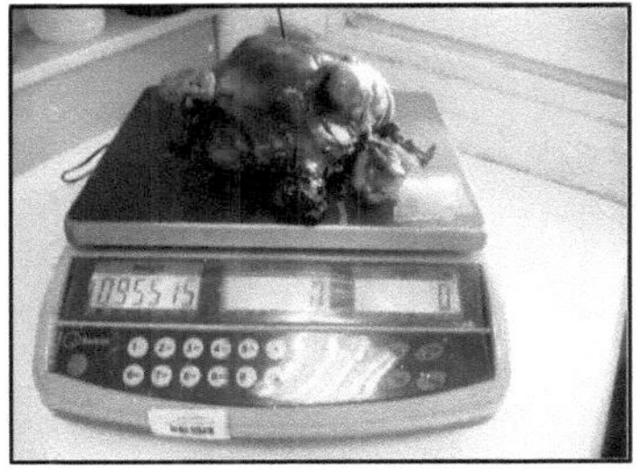

Figura 4: pesagem da peça de histerectomia

4. Istmo

■ Secção transversal do istmo

■ Fazer uma incisão no lado esquerdo (por exemplo)

5. Cérvix uterino

■ Medir o colarinho: → Altura │ ‖ mm
→ Diâmetro ‖ mm

■ **Cateterizar** com uma cânula fina
■ **Cortar em fatias verticais em série** os blocos C1 a C...
■ Sem lesão macroscópica: efetuar pelo menos dois cortes sagitais, incluindo os lábios anterior e posterior.

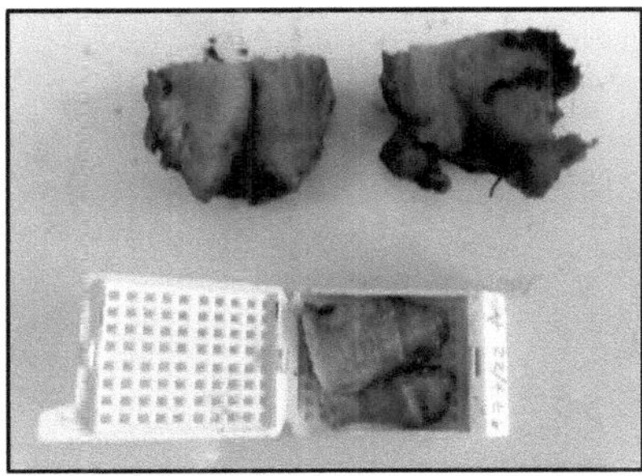

Figura 5: Colheita de amostras do colo do útero

■ **Lesões não malignas** (por exemplo, leiomiomas uterinos) :
---- Descrever e localizar
---- Recolha

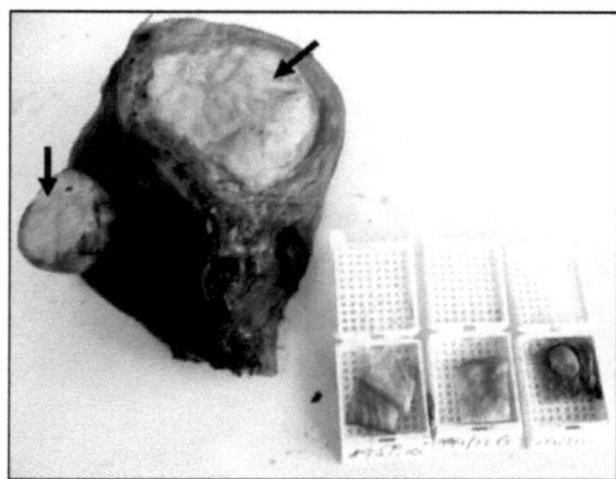

Figura 6: Amostragem e descrição de leiomiomas uterinos (setas pretas) numa amostra de histerectomia total.

6. Colheita de cornos uterinos:

Opcional

Retirar os cornos uterinos de um bloco, isolando os cornos direito e esquerdo.

7. Corpo uterino :

■ **Medição** do corpo do útero :
■ **Cateterização** do lúmen uterino
■ **Fazer cortes verticais em série** ao longo da cânula, isolando as secções direita e esquerda.

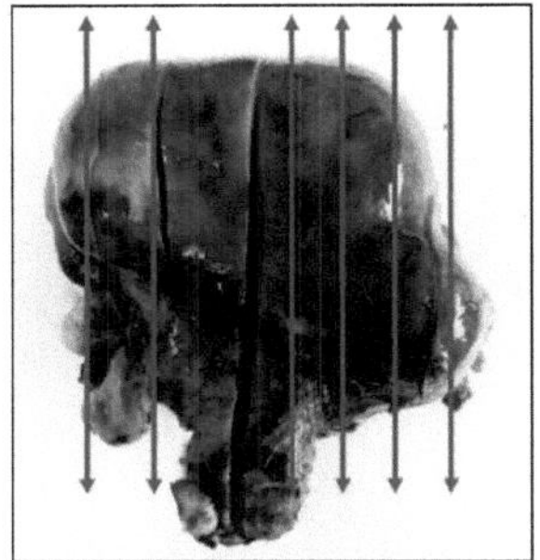

Figura 7: Cortes verticais seriados do corpo uterino

■ **Descrever o endométrio**

- Espessura do endométrio |I I mm
- Descrever eventuais lesões, localizá-las e removê-las

■ **Descrever o miométrio**

- Espessura do miométrio |I I mm
- Remodelação da parede o sim o não
- Miomas uterinos: número|

Tamanho do maior |I I mm

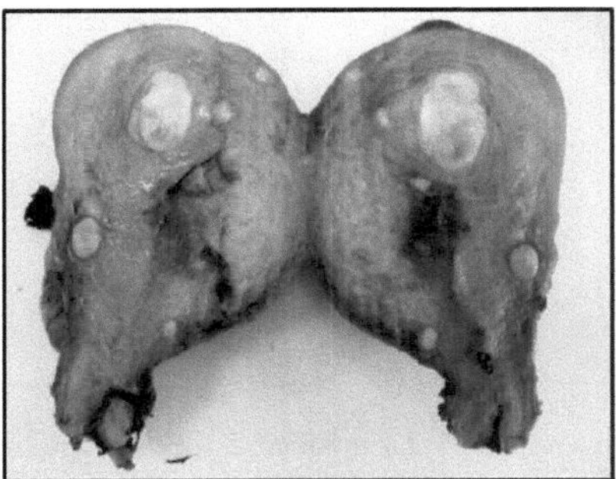

Figura 8: Peça de histerectomia total mostrando um grande número de leiomiomas intramurais na secção.

■ Amostra de **um corte sagital completo da linha média** a incluir na sua **totalidade**, especificando a topografia dos blocos E1 a E...

Summary: What to sample

■ **Appendices :**
If no lesion: 1 block per uterine tube and per ovary
■ **Isthmus :**
■ **Collar:**
At least 2 blocks on a sagittal slice allowing examination of the anterior and posterior lips
(12 hours and 6 hours)
■ **Uterine body :**
A complete sagittal slice :
At least two blocks at best 4 blocks
Remove any endo-uterine lesions, polyps or myomas
■ **Uterine horns:** 1 slice per uterine horn (optional)

MATERIAL NECESSÁRIO

1. Agente de fixação: O agente de fixação habitual é a formalina tamponada a 10%.

2. Lâmina de bisturi - faca

3. Tesoura

4. Fita métrica - Régua plana

5. Cassetes

6. Câmara

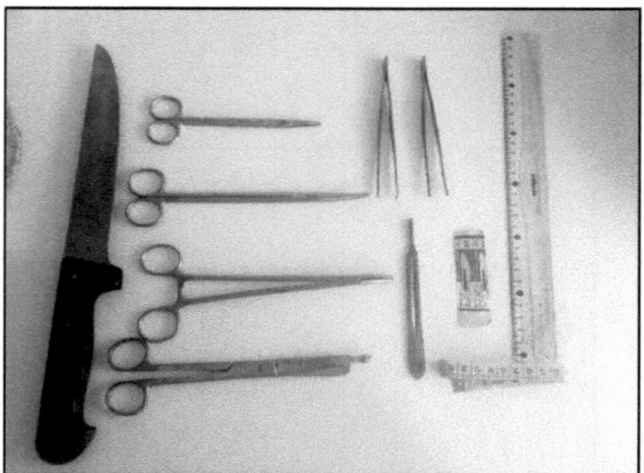

Figura 9: Equipamento necessário para o tratamento macroscópico de amostras de duodeno-pancreatectomia cefálica
(Fotografia do serviço de anatomia patológica do CHU Mongi Slim La Marsa)

CONDIÇÕES E REGRAS DE BOAS PRÁTICAS

- A peça cirúrgica é fixada durante 24 a 48 horas em formalina tamponada a 10%.
- Uma fixação tardia ou deficiente afectará a qualidade morfológica das secções histológicas. Respeitar o rácio entre o volume de tecido e o volume de fixador (1/10).
- Todas as peças de histerectomia devem ser enviadas ao laboratório de anatomia patológica juntamente com uma ficha de informação clínica que descreva a história da doença, os antecedentes da doente, os resultados dos exames paraclínicos efectuados e o tratamento administrado.

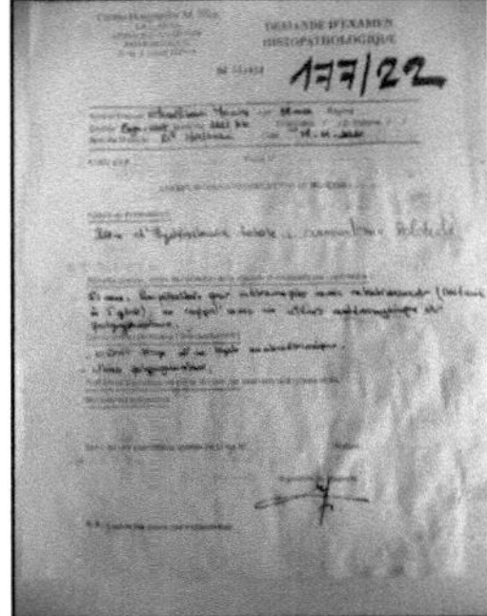

Figura 10: Formulário de pedido de patologia

CONCLUSÃO

- O exame macroscópico das peças de histerectomia contribui para o tratamento das doentes, avaliando o prognóstico e definindo critérios importantes para a prescrição de qualquer tratamento pós-operatório adicional.

REFERÊNCIAS

1. Útero: definição - anatomia e funções (aly-abbara.com)

2. ÚTERO (anat-jg.com)

3. anatomia-do-luterus.pdf (wordpress.com)

4. Histerectomia - especialização cirúrgica e robótica (gynecomarseille.com)

FICHA TÉCNICA: TRATAMENTO MACROSCÓPICO DE PLACENTAS EM GESTAÇÕES GEMELARES

GERAL

■ A gravidez gemelar é uma gravidez em que dois fetos se desenvolvem ao mesmo tempo numa única cavidade uterina. É também conhecida como gravidez gemelar, gravidez múltipla ou gravidez multi-fetal.

■ **Gémeos dizigóticos (70%) = gémeos fraternos**

☐ Fecundação simultânea de 2 oócitos diferentes, produzidos durante o mesmo ciclo menstrual, por dois espermatozóides diferentes.

■ **Gémeos monozigóticos (30%) = gémeos idênticos = património genético idêntico**

☐ Divisão de um único óvulo fertilizado (dependendo do tempo decorrido entre a fertilização e a divisão do óvulo fertilizado, o tipo de placentação será diferente).

■ O exame da placenta é uma das ferramentas de diagnóstico necessárias para explorar qualquer patologia na gravidez ou quando se observa um aspeto invulgar da placenta no exame de ultra-sons ou na sala de partos no momento do parto.

METODOLOGIA

A. **Identificação dos 2 gémeos :**

• **Para um exame ótimo: Cada placenta deve ser identificada para cada gémeo.**
• Esta identificação deve ser efectuada na sala de partos, utilizando, por exemplo, um conjunto de pinças nos cordões (setas).

• Se tal não tiver sido feito, será efectuada uma identificação arbitrária antes do início do exame macroscópico.

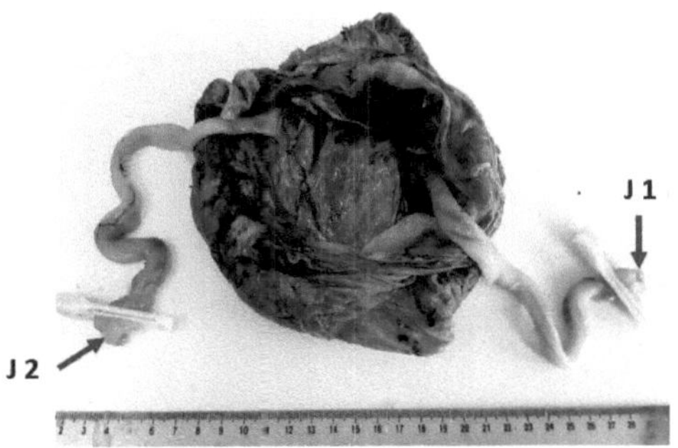

Figura 1: Identificação dos 2 gémeos (J1 e J2) por um conjunto de pinças nos cordões (setas).

B. Determinação da corialidade :

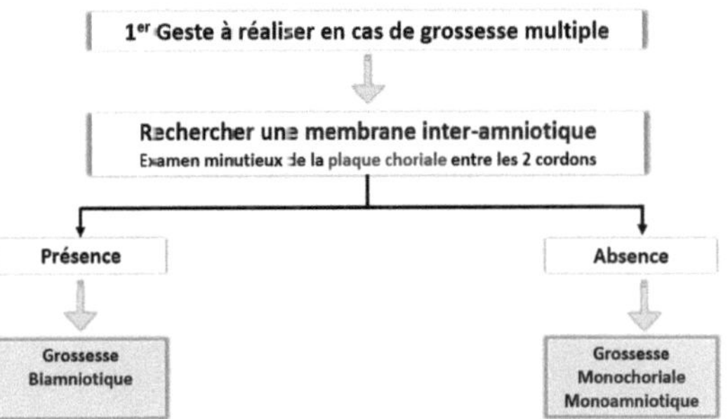

■ No caso de uma gravidez **bi-amniótica** :

Aspeto da membrana :

☐ **Opaco, espesso, clivável:** provável **gravidez bicoriónica**
☐ **Translúcido, fino, não clivável**: provável **gravidez monocoriónica**
(O diagnóstico definitivo só pode ser efectuado através de uma análise histológica)
Remoção de uma tira de membrana (= 1 bloco)
☐ **2 a 3 mm** de largura
☐ Da inserção da placenta à zona de rutura
☐ Enrolamento numa pinça Kocher, tendo o cuidado de colocar a extremidade correspondente
à zona de rutura das membranas no centro da bobina.

43

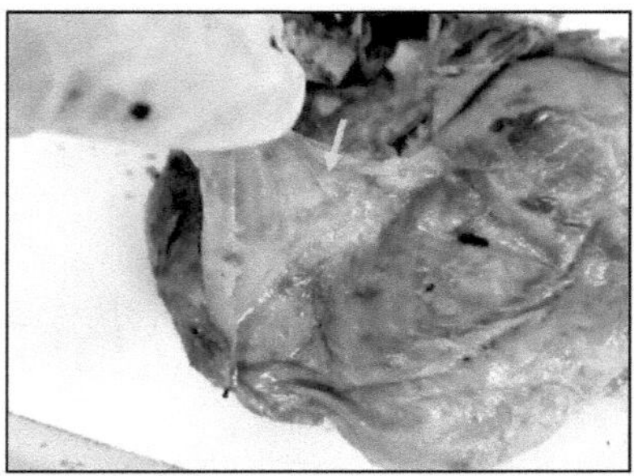

Figura 2: Aspeto macroscópico da membrana inter-amniótica (seta amarela). É opaca e espessa.

C. Exame macroscópico :

1- Gravidez bicoriónica biamniótica com placentas separadas :

Uma vez removida a membrana inter-amniótica, as duas placentas foram examinadas separadamente como duas placentas de um único filho.

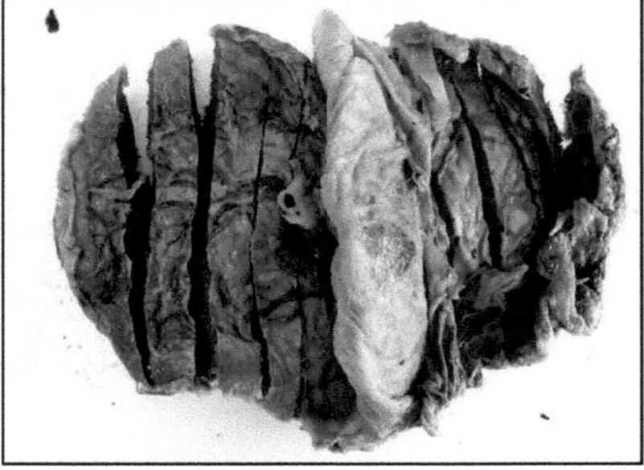

Figura 3: Corte em série das duas placentas

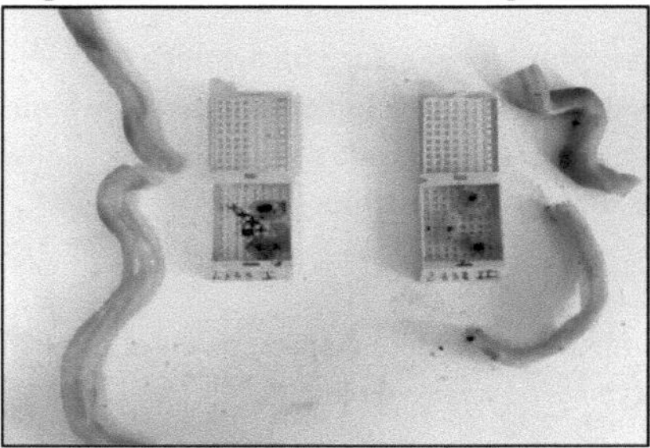

Figura 4: Amostras colhidas de ambos os cordões umbilicais

2. Gravidez bicoriónica biamniótica com placentas fundidas:

Exame dos cordões umbilicais
Cada cordão é examinado separadamente:

- **Inserção:** A inserção de cada um é determinada em relação a **toda a placa coriónica e não em relação à membrana inter-amniótica.**

☐ **Medir a distância** entre as bases dos 2 cordões.

Exame do disco placentário
▪ Após a secção de toda a placenta
▪ **Descrição** e **amostragem das lesões macroscópicas** e eventuais diferenças de aspeto **entre as duas zonas (pelo menos 3 blocos em cada zona,** se não existirem lesões macroscópicas).

3. Gravidez monocoriónica biamniótica :
As fases macroscópicas são **as mesmas que as de uma placenta única,** com algumas diferenças:

Membrana inter-amniótica

▪ Aspeto, inserção na placa coriónica

▪ **Amostragem (= 1 bloco)**

Exame dos cordões umbilicais (cada cordão é examinado separadamente)

▪ **Inserção:** a inserção de cada um dos cordões é determinada em relação a **toda a placa coriónica e não em relação à membrana inter-amniótica.**
▪ **Medir a distância** entre as bases dos 2 cordões

Exame da placa coriónica
O exame **da arborização dos vasos alanto-coriónicos é essencial:**

▪ Avaliação dos respectivos territórios vasculares.
▪ Procura de **anastomoses vasculares superficiais** (sem consequências patológicas).
▪ Pesquisa de possíveis pontos de partida **de anastomoses arteriovenosas profundas** (difíceis de detetar no exame macro) (= risco de síndrome de transfusão-transfusão)

Criação de cortes seccionais de todo o disco placentário
☐ Espessura e cor do parênquima

☐ **Descrição e amostragem** de **lesões macroscópicas** e **quaisquer diferenças de aspeto entre as duas áreas (pelo menos 3 blocos em cada área**, se não existirem lesões macroscópicas).

2- Gravidez monocoriónica monoamniótica

As fases macroscópicas são **as mesmas que para uma placenta única**, com algumas diferenças.

Exame dos cordões umbilicais
(Cada cordão é examinado separadamente)

☐ **Inserção:** a inserção de cada um dos cabos é determinada por referência a **toda a placa coriónica.**
- **medir a distância** entre as bases dos 2 cordões
Exame da placa coriónica

Exame **da arborização dos vasos alanto-coriónicos:**
▪ Avaliação dos respectivos territórios vasculares
▪ **Pesquisa de anastomoses vasculares (constante em gravidezes monocoriónicas monoamnióticas)**

Criação de cortes seccionais de todo o disco placentário
▪ Espessura e cor do parênquima

▪ **Amostragem faseada de áreas macroscopicamente saudáveis e amostragem de lesões macroscópicas (pelo menos 4 blocos se não houver lesões macroscópicas)**

What to sample

☐ **Biamniotic pregnancies (mono or bichorionic)**

Systematic sampling

☐ The **inter-amniotic membrane** (1 block)

☐ A **ribbon of membranes** and **2 sections of cord** for each twin

→ At least **3 macroscopically healthy blocks of placenta in each territory**

→ Sampling **of macroscopic lesions** and **any difference in appearance between the territories of** the 2 twins

Monochorionic monoamniotic pregnancy

☐

Systematic sampling

☐ 2 sections of cord for each twin

☐ A ribbon of membranes

→ At least **4 blocks of placenta in macroscopically healthy areas and macroscopic lesions**

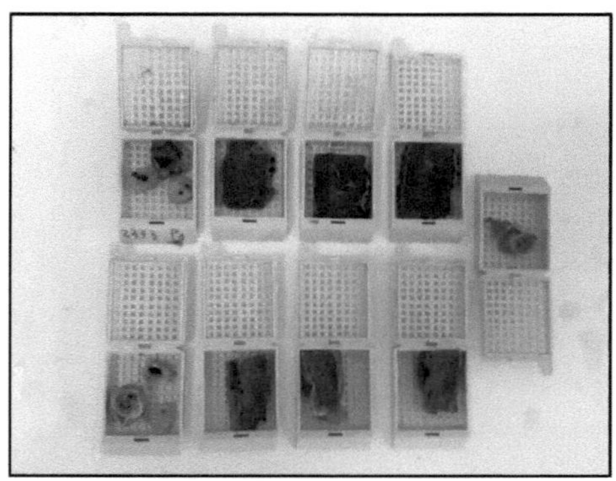

Figura 5: as amostras colhidas das placentas de uma gravidez bicoriónica biamniótica com placentas separadas são colocadas em cassetes.

MATERIAL NECESSÁRIO

29. **Agente de fixação:** O agente de fixação habitual é a formalina tamponada a 10%.
30. **Lâmina de bisturi - faca**
31. **Régua plana**
32. **Cassetes**
33. **Fita métrica**
34. **Câmara**

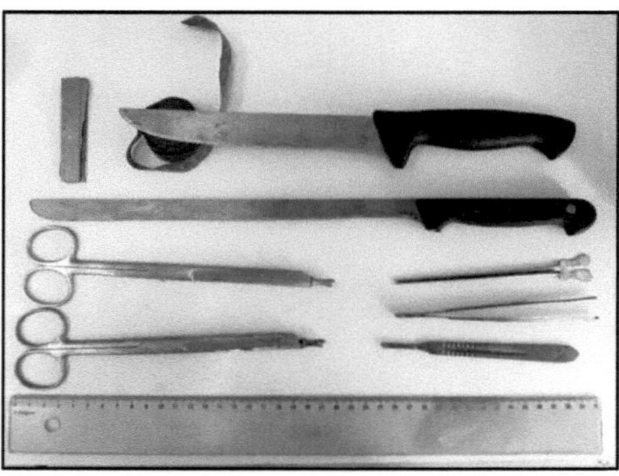

Figura 6: Equipamento necessário para o exame macroscópico

CONDIÇÕES E REGRAS DE BOAS PRÁTICAS

▪ As placentas são fixadas durante 24 a 48 horas em formalina tamponada a 10%.

▪ Uma fixação tardia ou deficiente afectará a qualidade morfológica das secções histológicas.
Respeitar o rácio entre o volume de tecido e o volume de fixador (1/10).

▪ Todas as amostras de placenta devem ser enviadas ao laboratório de anatomia patológica
com uma ficha de informação clínica que descreva a história da doença, os antecedentes da
mãe, a evolução da gravidez, os resultados dos exames paraclínicos efectuados e o tratamento
administrado.

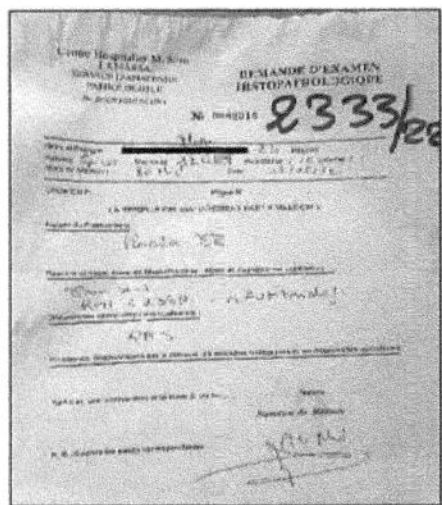
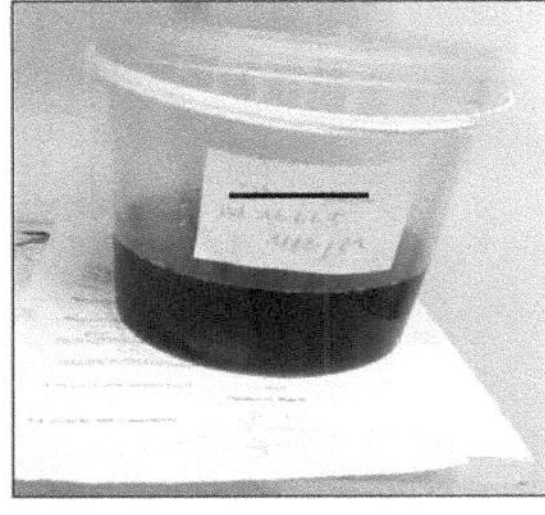

Figura 7: Ficha de informação clínica que acompanha as amostras de placenta de gravidezes
gemelares enviadas para o laboratório de patologia.

CONCLUSÃO

■ A placenta, que testemunha a vida intra-uterina, deve ser enviada ao laboratório de anatomia
patológica em caso de dúvida sobre a patologia materna ou fetal, ou em caso de anomalia da
placenta, acompanhada das informações clínicas essenciais.

■ No caso específico da morte de uma criança, no útero ou no período pós-parto imediato, a
placenta deve ser examinada juntamente com o feto, no âmbito de um exame fetopatológico
completo. Trata-se de um procedimento simples e pouco dispendioso, que requer o
equipamento normalizado existente em todos os laboratórios de patologia.

■ A análise das lesões permite acompanhar ou tratar adequadamente a criança ou a mãe,
consoante o caso, ou tentar evitar a recorrência das lesões em gravidezes posteriores.

REFERÊNCIAS

1. Cornélis F. O valor do exame anatomopatológico da placenta. Revista
Francophone des laboratoires 2008; 402: 71-76.
2. Hargitai B., Marton T., Cox P.M., Best practice no 178, Examination of the human
placenta, J Clin Pathol 2004; 57: 785-792.
3. Nessmann C., Larroche J.C., Atlas de pathologie placentaire, Masson, 2001, p 22-24.

FICHA TÉCNICA: TRATAMENTO MACROSCÓPICO DE PEÇAS DE MASTECTOMIA

VISÃO ANATÓMICA DA MAMA

O peito pode ser dividido em regiões:

- a região central correspondente à zona atrás do mamilo
- 4 quadrantes situados de cada lado de uma cruz constituída por 2 segmentos perpendiculares cuja intersecção se situa ao nível do mamilo: quadrante superior-interno (QSI), quadrante superior-externo (QSE), quadrante infero-externo (QIE) e quadrante infero-interno (QII).

Existem também :

- Extensão axilar: território situado na extensão dos quadrantes externos em direção ao buraco axilar
- A prega sub-mamária: uma área localizada na fronteira entre os quadrantes inferiores e a parede torácica

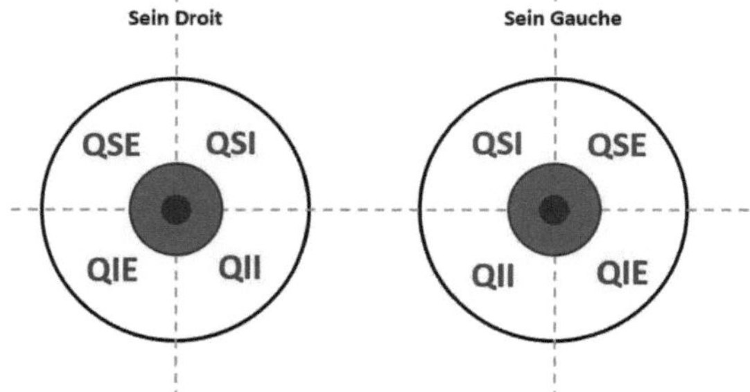

Fig.1 : Subdivisão da mama direita e esquerda em 4 quadrantes

METODOLOGIA

ORIENTAÇÃO

Mastectomia simples
Esta amostra inclui :
- a **glândula mamária**
- a **pele** que o cobre

- a **placa mamilo-areolar**

- eventualmente um **fragmento do músculo** peitoral maior, no caso de um tumor profundo.

É importante saber qual é o lado do peito. O cirurgião pode colocar 2 marcas na pele: entalhes, suturas, agrafos: 1 no lado superior e 1 no lado interior, por exemplo.

Mastectomia com conservação da cobertura cutânea após diagnóstico de carcinoma ductal in situ na macrobiópsia.

Esta amostra inclui :
- a **glândula mamária**
- a **placa mamilo-areolar**.
É importante saber qual é o lado do peito. O cirurgião pode colocar 2 marcadores na placa mamilo-areolar: entalhes, suturas, agrafos: 1 no lado superior e 1 no lado interior, por exemplo.
É imperativo que uma **radiografia da peça cirúrgica** seja enviada ao patologista, que a deve mencionar no seu relatório.

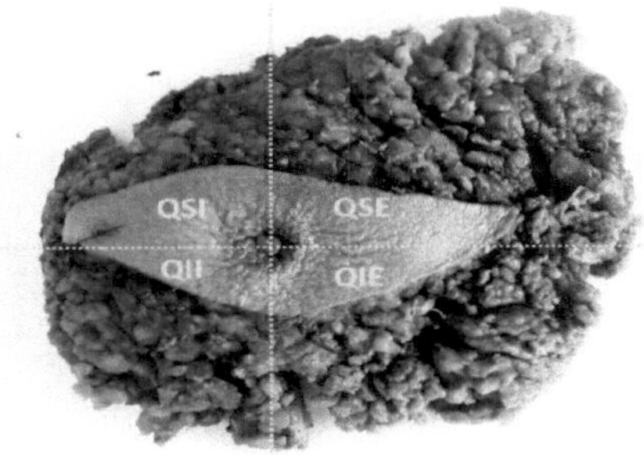

Fig. 2: Mastectomia esquerda com um marcador interno (fio interno).

ENCRAVE

▪ **Mastectomia simples :**

Em geral, não é necessário tingir esta amostra, exceto se a lesão estiver próxima de uma das margens de ressecção, em particular da margem profunda. Neste caso, a margem profunda deve ser pintada.

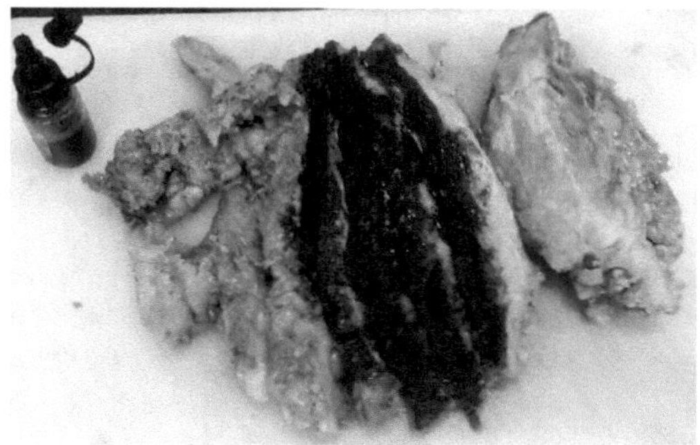

Fig. 3: Tintagem do plano profundo de uma peça de mastectomia

▪ **Mastectomia com preservação da cobertura cutânea :**

Esta amostra é geralmente colhida para um ISCC (Carcinoma Ductal In-Situ) extenso.
É necessário pintar a superfície do banco de uma cor e o fundo do banco de uma cor diferente.

MEDIÇÃO DE PEÇAS

Esta fase consiste em **medir a mastectomia** nos três planos do espaço, bem como
o **retalho cutâneo** adjacente ou a placa mamilo-areolar.

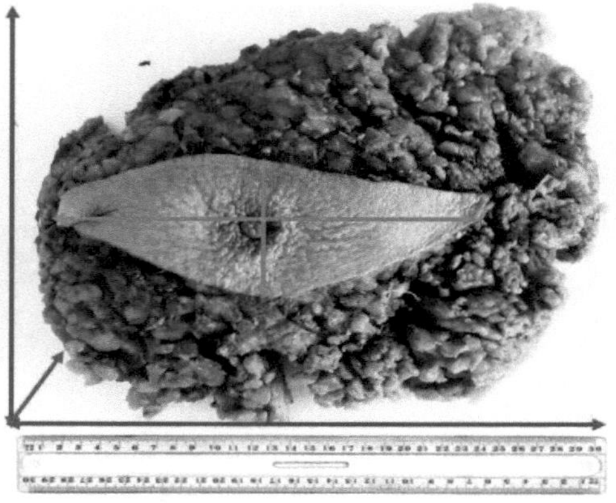

Fig.4. Medidas de uma peça de mastectomia

PRÉ-CORTE DA PEÇA

• Mastectomia simples

Cortar a mastectomia posteriormente, preservando a integridade da cobertura cutânea (cortes em folha de livro). É preferível efetuar esta etapa em fresco, uma vez que o pré-corte da mastectomia facilita a sua fixação.

• Mastectomia com preservação da cobertura cutânea

Como estas peças cirúrgicas são frequentemente finas, não é necessário cortá-las. Se, no entanto, for necessário, ter o cuidado de deixar os cortes unidos para não perder as marcações. Deixar a placa mamilo-areolar no sítio

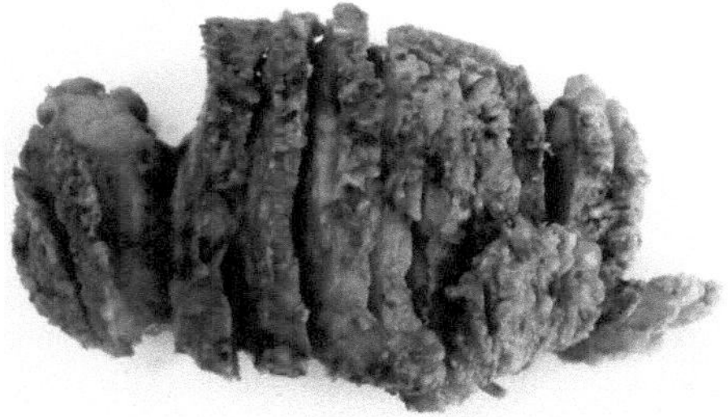

Fig.5: Corte posterior da mastectomia para formar uma folha de livro.

IDENTIFICAÇÃO E DESCRIÇÃO DAS LESÕES

✓ **Localizar o(s) nódulo(s) à vista ou por palpação.**

A palpação é particularmente útil numa amostra recente e pode ser utilizada para ajustar o tamanho de um tumor. Um tumor pode ser mais palpável do que visível (carcinoma lobular infiltrante).

✓ **Anotar** a sua localização (quadrante) e a sua distância das margens de ressecção.
✓ **Abrir** o(s) nódulo(s) ao longo do seu eixo mais longo e no meio.
✓ **Medir o maior diâmetro do(s) tumor(es)**

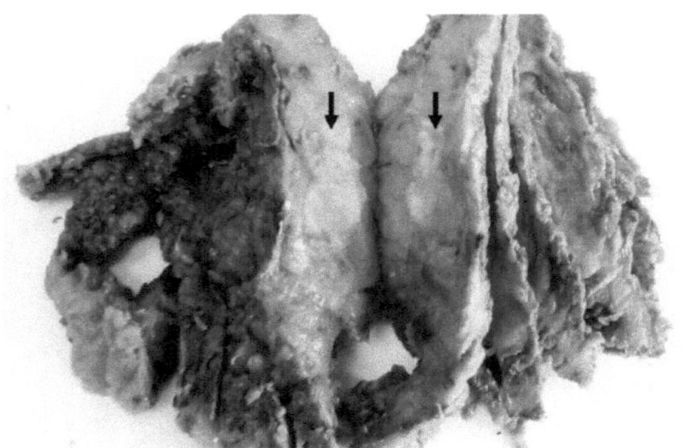

Fig.6 : Localização da lesão tumoral (setas) na peça de mastectomia

BICO PRÉ-CORTADO

Mastectomia simples

Retirar o mamilo: para o efeito, colocar a peça na horizontal, com a face posterior para baixo, sobre a prancha de macroscopia e puxar o mamilo para cima com uma pinça. Fazer um corte profundo no mamilo com um bisturi, seguindo o contorno da aréola. Deixar algum tecido mamário junto ao mamilo. Este passo é importante para que o mamilo possa ser analisado separadamente e para permitir uma fixação óptima da mastectomia.

Mastectomia com preservação da cobertura cutânea
Deixar o mamilo e a aréola no lugar na peça antes de os fixar.

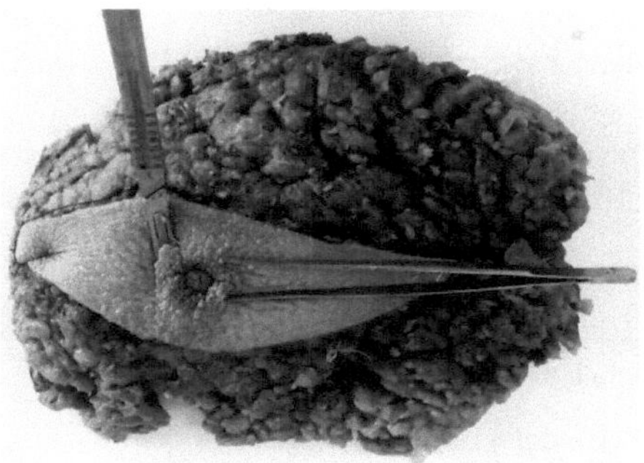

Fig.7. Pré-corte do mamilo com uma pinça de garra e uma lâmina de bisturi

AMOSTRAGEM SISTEMÁTICA

▪ **Mamilo**: 2-3 amostras colhidas perpendicularmente ao plano da pele, 1 amostra retromamária colhida paralelamente ao plano da pele

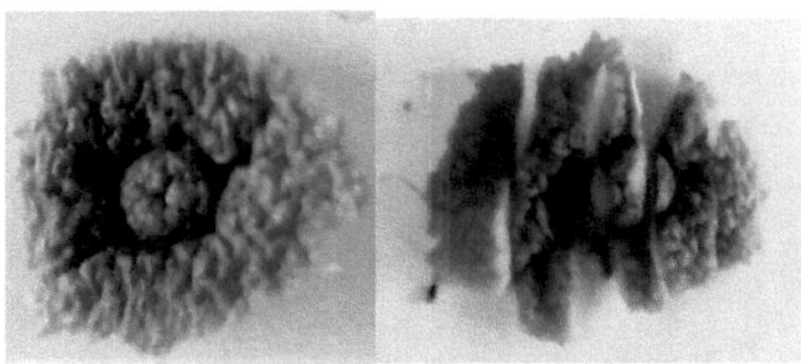

Fig.8: amostras colhidas perpendicularmente à pele do mamilo

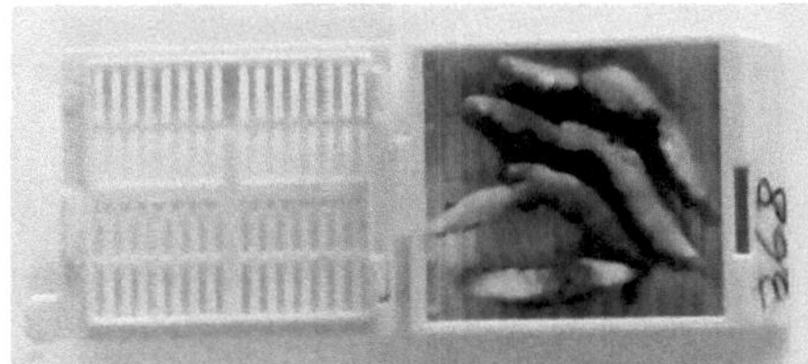

Fig.9 : Colocar as amostras colhidas do mamilo numa cassete de plástico

▪ **Outros quadrantes:** nos cancros invasivos, as amostras não são colhidas sistematicamente, uma vez que não têm impacto terapêutico, a menos que estejam presentes lesões macroscópicas.

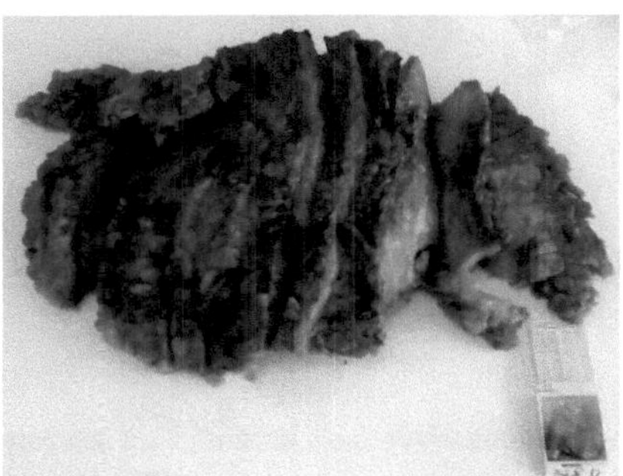

Fig.10: Amostragem sistemática dc quadrante medial inferior da mama esquerda

AMOSTRAGEM DO TUMOR

Tumor localizável

⁻ Um mínimo de **3 amostras**, incluindo uma secção representativa do tumor no seu eixo mais longo.

⁻ **No caso de um tumor profundo,** em contacto com o peitoral, marcar o **limite** e removê-lo.

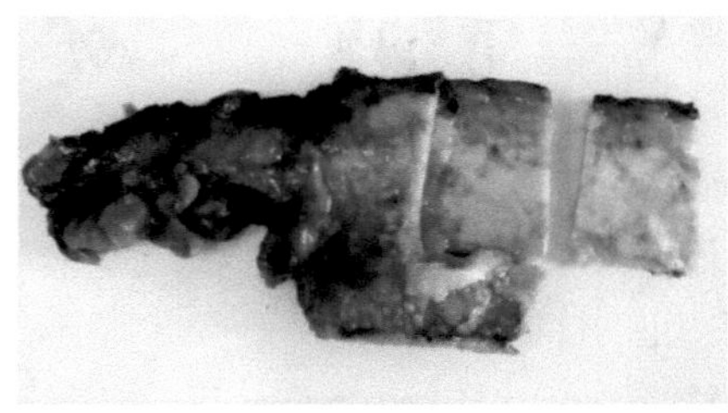

Fig. 11: Amostra retirada do interior do tumor

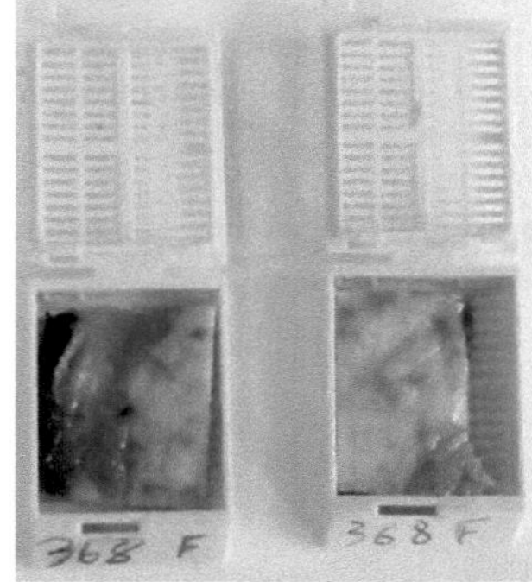

Fig.12 : Colocação de amostras de tumores numa cassete de plástico

RECIDIVA AXILAR

Todos os gânglios linfáticos são amostrados e incluídos na sua totalidade

• Cada gânglio linfático é incluído numa cassete e identificado como G1, G2, G3, G4 ... (um gânglio por número)
• Os gânglios linfáticos maiores são cortados em fatias macroscópicas em série com 2 mm de

espessura. Se um gânglio linfático for dividido em várias cassetes, etiquetá-las como G1A, G1B...

• Uma secção representativa é suficiente para os gânglios linfáticos que estão claramente invadidos no exame macroscópico.

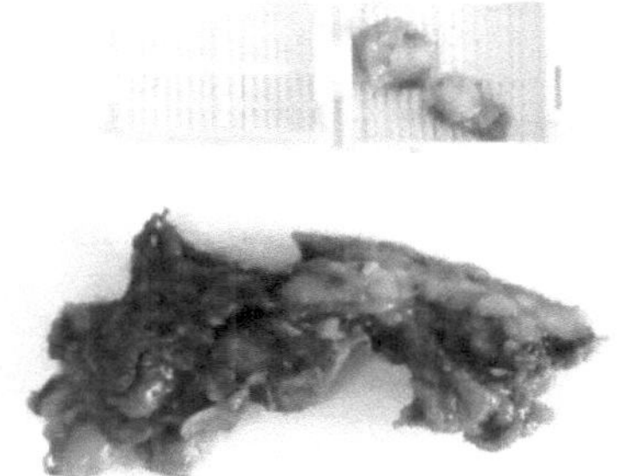

Fig. 13 : Dissecção de gânglios linfáticos

É desejável examinar um mínimo de 6 gânglios linfáticos para o estadiamento pTNM, mas recomenda-se o exame de um mínimo de 10 gânglios por curativo para obter informações prognósticas válidas.

MATERIAL NECESSÁRIO

• **Agente de fixação:** O agente de fixação habitual é a formalina tamponada a 10%.
• **Lâmina de bisturi - faca**
• **Cassetes**
• **Câmara**

CONDIÇÕES E REGRAS DE BOAS PRÁTICAS
Uma fixação tardia ou deficiente afectará negativamente a qualidade morfológica das secções histológicas. Respeitar a relação entre a quantidade de tecido e o volume de fixador (1/10).

CONCLUSÃO

O objetivo do exame macroscópico das amostras de excisão da mama é obter informações sobre os aspectos morfológicos, topográficos e histopronósticos que são úteis para o diagnóstico e tratamento das lesões da mama. Determina a análise microscópica subsequente. O tratamento deve ter em conta a informação clínica e mamográfica. Deve ser especificada a possibilidade de tratamento neoadjuvante. No caso de peças cirúrgicas, deve ser especificado o tipo de excisão cirúrgica efectuada para a sua correta avaliação.

FICHA TÉCNICA: GESTÃO MACROSCÓPICA DE UMA SECÇÃO DE CONE

• **Público-alvo**: residentes em anatomia patológica
• **Preparado por** : Dra. Faten LIMAIEM

ANATOMIA DO COLO DO ÚTERO - INFORMAÇÕES GERAIS

■ **A parede do colo uterino é formada por :**

- Uma parede fibromuscular em continuidade com o miométrio uterino
- Em contacto com a luz :
▪ O e n d o c é r v i x abaixo do istmo e o endométrio, oposto ao
canal cervical
▪ A ectocérvice situa-se no lado oposto à cavidade vaginal. É delimitada lateralmente por
através do paracervix direito e esquerdo (não peritonealizado)

■ **Conização :**
Conização: é a remoção de parte do colo do útero (a zona patológica peri-orificial). Pode ser efectuada com uma faca fria, com laser ou, mais frequentemente, com uma ansa diatérmica. É recomendada em caso de alterações celulares (displasia) do colo do útero diagnosticadas por esfregaço e confirmadas por colposcopia e biopsia. Se não forem tratadas, estas lesões podem evoluir para cancro do colo do útero ao fim de vários anos. O objetivo da operação é duplo: confirmar a extensão exacta e o tipo de displasia e, na maioria dos casos, remover completamente as lesões, evitando assim a evolução para cancro.

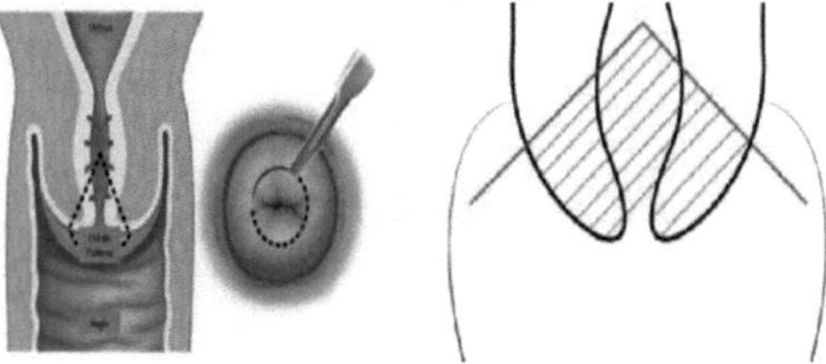

Figura 1: Conização
Figura 2: conização
www.paptestinfo.ca/includes/panel4_f.html Cirurgia pélvica - Gynéco Cannes
(gynecocannes.com)

METODOLOGIA

1. Orientação :

A parte deve ser marcada pelo cirurgião com um fio de marcação ou uma incisão, geralmente às 12 horas.

O epitélio exocervical tem um aspeto branco nacarado e o epitélio endocervical contém muco.

2. Descrição do bloco operatório :
- Especificar se a peça cirúrgica é **fresca** ou **fixa**
- Especificar o **fixador** utilizado
- Especificar se o item foi recebido fechado ou aberto
- Tamanho :
- Largura **mm**
- Alturamm
- Espessura

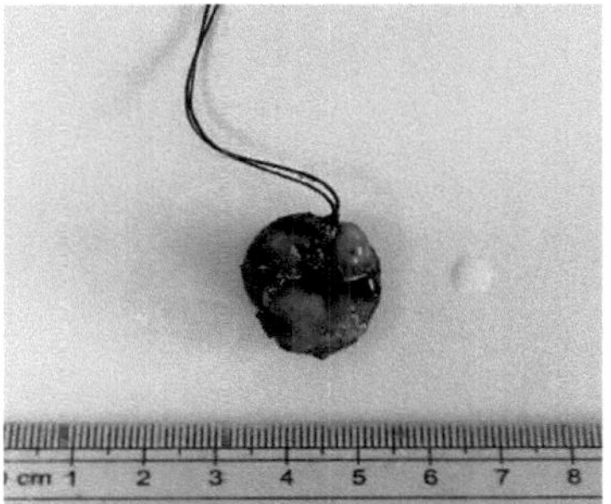

Figura 3: Peça de conização orientada por um fio de 12 horas

3. Tintagem (opcional) e abertura de peças :
- Tintagem opcional :
- **Frente**
- **Lado posterior**
- Se o colo do útero estiver fechado, inserir suavemente uma cânula fina e abrir às 12 horas.

4. Descrever a lesão :
- Lesão: avaliável / não avaliável
- Aspeto macroscópico :
- **Ulcerativa**

- **Planta**
- **Infiltrante**
- **Bem limitado**
- **Muito limitado**

-Medidas: dimensão da superfície: ... X ... mm

Profundidade de infiltração: ... mm (a medir após o corte)

5. Secções macroscópicas seriadas d e uma conização

- Os cortes macroscópicos seriados com uma espessura de 2 - 3 mm são incluídos na sua **totalidade.**

- Colocar um corte macroscópico por cassete e não incluir a mesma face de espelho em dois cortes.

a. Primeiro método:

Pescoço fechado: secções radiais; inclusão no sentido horário/anti-horário

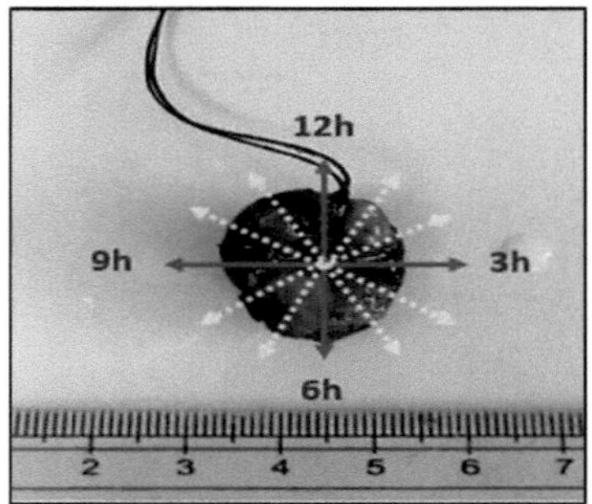

b. Segundo método: Inclusão no sentido :

→ Da direita para a esquerda

→ Da esquerda para a direita

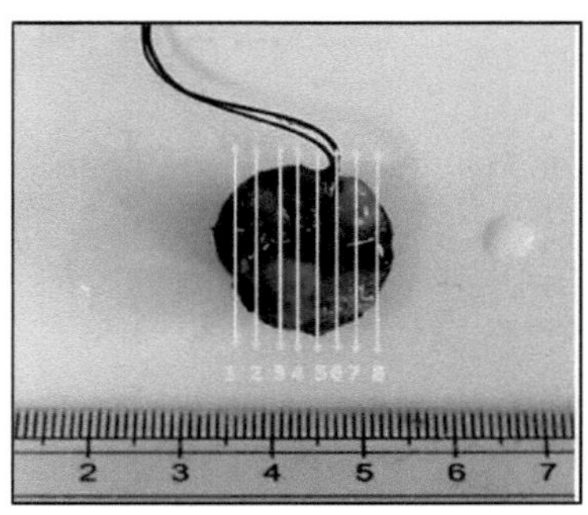

c. Terceiro método: Abrir e estender o colarinho :

- Inclusão no sentido horário / anti-horário
- Localizar a referência dos blocos nos pontos cardeais (12h, 3h, 6h, 9h).
-

MATERIAL NECESSÁRIO

- **Agente de fixação:** O agente de fixação habitual é a formalina tamponada a 10%.
- **Lâmina de bisturi**
- **Cassetes**
- **Câmara**

CONDIÇÕES E REGRAS DE BOAS PRÁTICAS

- A peça cirúrgica é fixada durante 24 horas em formalina.
10% tamponado.

- Uma fixação tardia ou deficiente afectará a qualidade morfológica das secções histológicas. Respeitar a relação entre o volume de tecido e o volume de fixador (1/10).

CONCLUSÃO

- O exame macroscópico das amostras de conização contribui para a gestão dos doentes, avaliando o prognóstico e definindo critérios importantes para a prescrição de qualquer tratamento pós-operatório adicional.

REFERÊNCIAS

10. Conisation.pdf (hug.ch)

11. Jean-Charles Boulanger, Jean Gondry, Philippe Naepels. Conisations. EMC Techniques chirurgicales. [41-685]

FICHA TÉCNICA: PREPARAÇÃO DE LÂMINAS PARA ESFREGAÇO CÉRVICO-VAGINAL

DEFINIÇÃO

• A análise citológica das amostras ginecológicas tem por objetivo revelar a presença de células anormais ou cancerosas através da análise microscópica das células do colo do útero. Esta análise permite a deteção precoce do cancro do colo do útero, contribuindo assim para reduzir a incidência da mortalidade devida a este tipo de cancro.

• A análise citológica pode também detetar alterações hormonais não específicas, bem como a presença de determinados parasitas, vírus ou fungos.

AMOSTRAGEM GINECOLÓGICA: METODOLOGIA

1. Débito direto :

1.1. Levy da ectocérvix e da junção endocervical

É efectuada com a extremidade arredondada da espátula de Ayre, cuja forma especial permite raspar os elementos da parte endovaginal da ectocérvice e, sobretudo, obter as células da zona de junção entre o epitélio escamoso da ectocérvice e o epitélio cilíndrico glandular da endocérvice, local de nascimento da displasia cervical.
Esta zona está localizada no limite circular entre a superfície exocervical lisa e rosada e a zona vermelha periorificial mais granulosa (este marcador é aproximado; pode ser visto com maior exatidão na colposcopia após a aplicação de ácido acético).
A extremidade cónica da espátula Ayre é posicionada em contacto com o osso cervical externo e, utilizando um movimento rotativo, toda a área da junção é varrida concentricamente.

O material celular recolhido na extremidade da espátula é então espalhado numa primeira lâmina de vidro, evitando repetir o processo no mesmo local para garantir que as células se espalham uniformemente. As células são imediatamente fixadas com um spray (laca), pulverizado perpendicularmente à lâmina a uma distância de cerca de vinte centímetros, para evitar que as células se soltem.

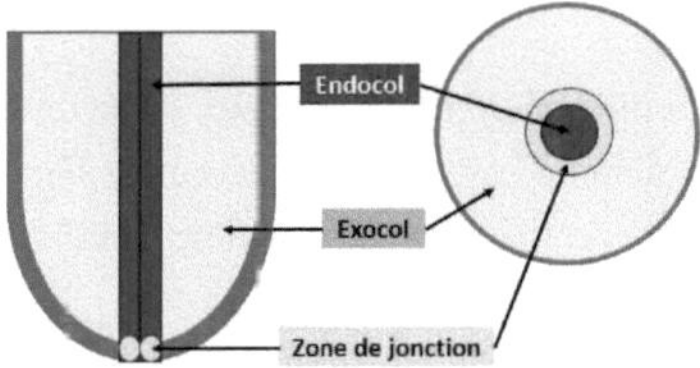

Fig 1: Áreas onde são efectuados os esfregaços cervico-vaginais

1.2. Amostragem endocervical :

Introduz-se uma zaragatoa ou uma escova citológica no primeiro centímetro do canal endocervical e, através de movimentos para a frente e para trás no interior da endocérvix, recolhem-se as células glandulares e o muco endocervical. O suco recolhido na zaragatoa é desenrolado em várias linhas sobre toda a superfície de uma segunda lâmina.

O espalhamento deve ser regular, linear e contínuo. Deve ser produzida uma camada fina de células sem as esmagar. Desta forma, as células encontram-se num rasto e em fila indiana, c que facilita a interpretação do esfregaço. A fixação também deve ser imediata. Os esfregaços em escova não são sistematicamente recomendados, uma vez que são frequentemente mais hemorrágicos.

2. Difusão :

Utilizando uma espátula Ayre, uma haste montada ou um cytobrush, espalhar a amostra tão uniformemente quanto possível, exercendo uma ligeira pressão sobre a lâmina. O movimento de espalhamento deve ser linear, de modo a manter as células anormais nos campos microscópicos adjacentes para uma melhor deteção. O espalhamento não deve ser nem demasiado fino, devido ao risco de se obter uma amostra não representativa, nem demasiado espesso, devido ao risco de mascarar as células anómalas.

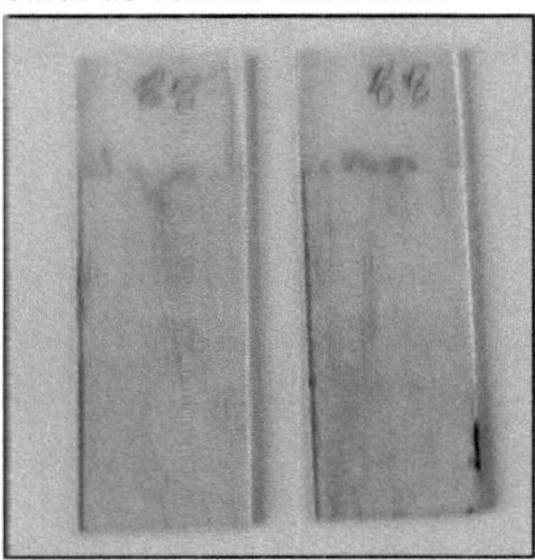

Fig 2: Espalhamento numa lâmina de amostras retiradas do endocérvix e do ectocérvix

3. Montagem :

• Fixar o esfregaço imediatamente após o espalhamento, utilizando um fixador em aerossol;

• Manter o fixador a uma distância de cerca de 15 a 20 cm da lâmina;

a. Uma distância mais próxima corre o risco de danificar as células ou criar artefactos ;

b. Uma distância maior pode não cobrir adequadamente as células.

• Deixar secar durante pelo menos 10 minutos;

• Armazenar as lâminas à temperatura ambiente, num recipiente que as proteja de contaminantes externos.

4. Embalagem e transporte :

• Colocar cada uma das lâminas claramente rotuladas numa caixa de cartão ou de transporte;

• Anexar os pedidos correspondentes;

• Enviar as amostras e os pedidos ao laboratório de citologia.

5. Coloração com Papanicolaou :

A coloração de "Papanicolaou" é o método de coloração globalmente adotado para as amostras citológicas. É policromática, uma vez que contém um corante nuclear.

O corante de Papanicolaou é composto por três corantes:

• Hematoxilina **de Harris**: cora os núcleos celulares graças à sua afinidade com o ADN.

• Laranja G **(OG 6)**: reage com as células escamosas maduras devido à sua afinidade com a queratina.

• Eosina-azul **(EA 50)**: reage com o citoplasma das células escamosas não maduras (células basais e intermédias), bem como com as células glandulares e os glóbulos vermelhos.

A coloração nuclear pode ser progressiva ou regressiva. A escolha do método utilizado depende dos resultados obtidos e das preferências pessoais do patologista e/ou dos citologistas.

• **Método progressivo**: Coloração contínua até se atingir a intensidade desejada;

• **Método regressivo**: A amostra é corada em excesso com hematoxilina e, em seguida, o excesso de corante é removido por imersão num diferenciador (0,25% HCL (ácido clorídrico)). A imersão em água corrente interrompe então a reação química de descoloração.

5.1. Preparação da coloração "Papanicolaou

1) Filtrar todos os corantes utilizados;
2) Misturar bem o corante no frasco antes de o utilizar;
3) Numa hotte, preparar as soluções alcoólicas nas percentagens necessárias (50%, 70%, 80%, 95% e 100%);
4) Filtrar e/ou encher os banhos de solvente (xileno e/ou tolueno) sob uma campânula química;
5) Sempre sob o capô químico:
a. Se for utilizado o método progressivo: Adicionar ácido acético a 4% à hematoxilina de Harris;
b. Se for utilizado o método regressivo: Preparar o banho de HCL a 0,25%.
6) Posicionar as banheiras de acordo com o método escolhido;
7) Colocar as tampas nos banhos e retirá-las imediatamente antes da coloração.

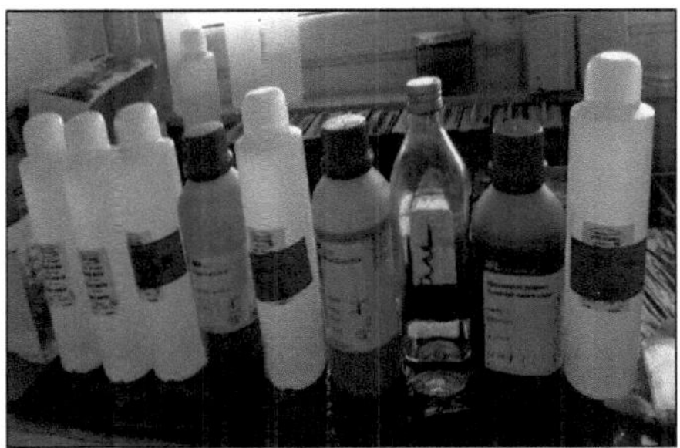

Fig. 3: Diferentes produtos utilizados para a coloração de Papanicolaou

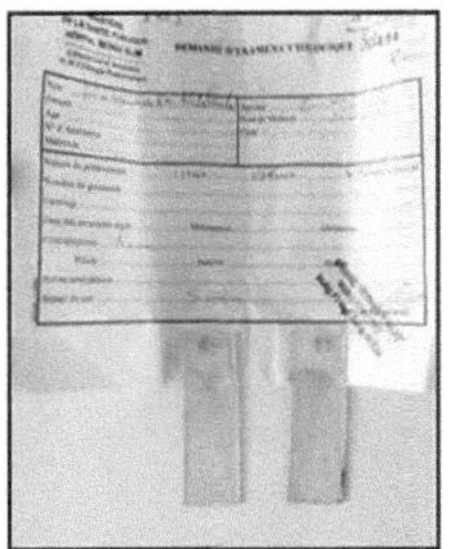

Fig.4. Frottis cervico-vaginal accompagné d'une fiche de renseignements cliniques

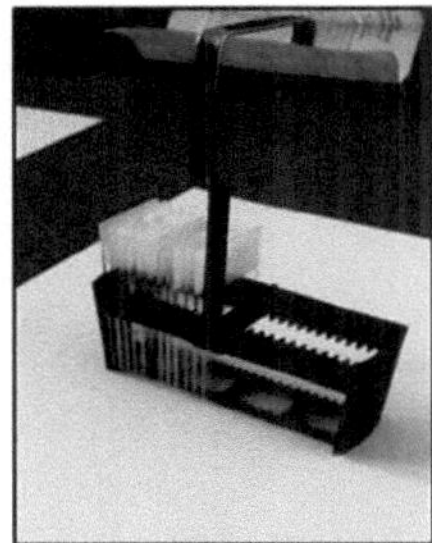

Fig.5. L'ensemble des lames est mis dans un portoir

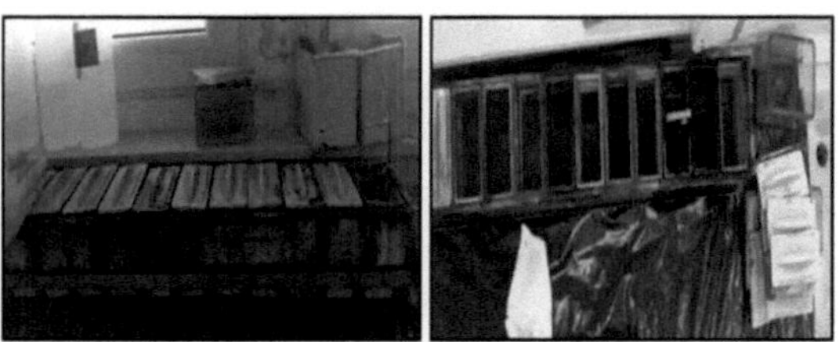

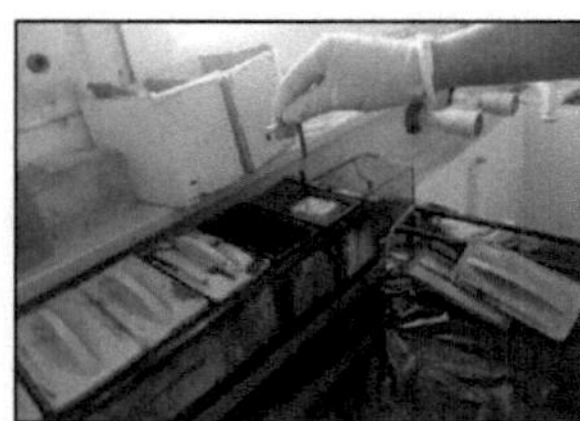

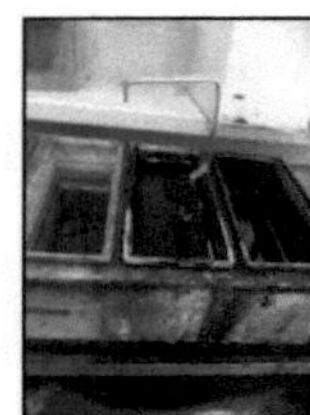

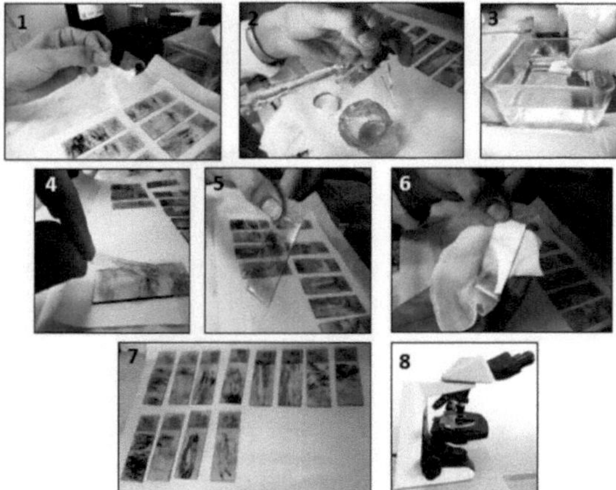

Fig.8: Diferentes fases da montagem das lâminas (1-6), seguidas da leitura das lâminas num microscópio ótico.

5.2. Resultados :

• Os núcleos celulares são corados a azul/preto
• O citoplasma das células queratinizadas é cor-de-rosa/laranja transparente (dependendo da concentração de etanol na coloração).
• O citoplasma das células não queratinizadas é azul/verde transparente.
• Os glóbulos vermelhos estão em vermelho

6. Amostragem ginecológica em meio líquido

As células cervicais são colhidas utilizando os mesmos métodos dos esfregaços convencionais. Uma vez visualizado o colo do utero com o espéculo, é recolhida uma amostra com uma escova especificamente concebida para a citologia em meio líquido. A escova é então colocada num fixador líquido. A suspensão no líquido assegura a libertação completa das células. Dependendo do equipamento escolhido pelo laboratório, os métodos de processamento das amostras podem ser diferentes. A técnica de película fina remove parte do muco e das células inflamatórias.

As principais vantagens deste método são
▪ As amostras de células recolhidas são mais representativas e as células estão mais bem conservadas;
▪ Aumento da deteção de lesões intra-epiteliais;
▪ O tempo de leitura necessário é reduzido;
▪ Podem ser efectuados esfregaços adicionais a partir da mesma amostra;
▪ Uma redução no diagnóstico de ASC-US e AGC;
▪ A possibilidade de utilizar técnicas complementares, tais como
Teste e tipagem do HPV, imunocitoquímica

MATERIAIS NECESSÁRIOS PARA A COLORAÇÃO DO PAPANICOLAOU

1. ÁLCOOL 95

Para obter 500 ml de álcool a 95%, misturar :

• 475 ml de álcool etílico absoluto ;
• 25 ml de água (destilada).

2. ÁLCOOL 80

Para obter 500 ml de álcool a 80%, misturar :

• 400 ml de álcool etílico absoluto ;
• 100 ml de água (destilada).

3. 70% ÁLCOOL

Para obter 500 ml de álcool a 70%, misturar :

- 350 ml de álcool etílico absoluto ;
- 150 ml de água (destilada).

4. ÁLCOOL 50% Para obter 500 ml de álcool 50%, misturar :

- 250 ml de álcool etílico absoluto ;
- 250 ml de água (destilada).

5. ÁLCOOL-XILENO (OU TOLUENO)
Para obter 500 ml de álcool xilénico (ou tolueno), misturar :
- 250 ml de álcool etílico absoluto ;
- 250 ml de xileno (ou tolueno).

6. HCL AT 0,25%
Para obter 400 ml de ácido clorídrico a 0,25%, misturar :
- 399 ml de água (destilada) ;
- 1 ml de HCl.

7. NH4OH A 1,5
Para obter 400 ml de hidróxido de amónio (ou água de amoníaco), misturar :
- 394 ml de álcool a 70%;
- 6 ml de hidróxido de amónio (NH4OH).

AVALIAÇÃO DA QUALIDADE DA COR
A qualidade da coloração deve ser avaliada após cada sequência de coloração e documentada.

Quadro 1: Avaliação da coloração "Papanicolaou

Corantes e cor esperada	Normas
Hematoxilina Núcleos: azul ou púrpura escuro	O contorno nuclear é bem definido e a sua cor contrasta com a coloração citoplasmática; A cromatina é claramente visível; As ligações interlobulares das células polinucleares são visíveis.
OG6 Células escamosas: amarelo-alaranjado Células queratinizadas: laranja vivo	A cor laranja não é normalmente visível num esfregaço normal, a menos que estejam presentes escamas.
EA (36, 50 ou 65) Células superficiais: cor-de-rosa Células intermédias: azul Células parabasais: azul-verde brilhante	O citoplasma de cada célula deve ser translúcido; Os núcleos e os contornos citoplasmáticos das células em aglomerados são claramente visíveis através do citoplasma.

RECOMENDAÇÕES

• Para otimizar a coloração das amostras, recomenda-se que as lâminas sejam imersas em álcool a 95% durante aproximadamente 20 minutos antes da coloração. Esta imersão permite que os fixadores presentes nas lâminas sejam limpos (especialmente se tiver sido utilizado um fixador em aerossol) e que os efeitos dos corantes utilizados sejam optimizados.

• Embora se recomende que todos os banhos de coloração sejam instalados sob um exaustor químico quando a coloração é efectuada manualmente, é aconselhável utilizar água corrente morna durante a coloração automática.

CONCLUSÃO

Em conclusão, o "Guia Prático de Macroscopia em Anatomia Patológica - Diretrizes Essenciais" é muito mais do que um simples manual; é um companheiro indispensável no complexo mundo da análise de espécimes cirúrgicos. Através de diretrizes precisas e protocolos rigorosos, este guia ilumina o caminho dos anatomopatologistas, ajudando-os a descodificar os mistérios enterrados em cada tecido examinado. O exame macroscópico é um ponto de partida essencial, revelando informações cruciais para o diagnóstico, prognóstico e tratamento de condições patológicas. Desde a fixação meticulosa até à inclusão meticulosa, cada fase deste processo requer uma atenção especial e conhecimentos especializados para garantir resultados fiáveis e significativos. Ao abraçar a complexidade dos tecidos examinados, ao navegar pelas nuances das lesões e ao interpretar as pistas deixadas em cada espécime, os patologistas continuam a ser os guardiões da exatidão do diagnóstico e da qualidade dos cuidados prestados aos doentes. Este guia, com o seu papel essencial na prática da anatomia patológica, continua a ser um pilar fundamental para todos os que se dedicam à procura da compreensão e resolução de enigmas médicos. Através da sua utilização diligente e respeitosa dos protocolos estabelecidos, contribui incansavelmente para o avanço da ciência médica e para o bem-estar dos doentes em todo o mundo.

REFERÊNCIAS

1) Autópsia fetal: um procedimento médico pertinente | Documents de Médecine Légale (wordpress.com)

2) Kalousek DK. Patologia do aborto: o embrião e o feto prematuro. Em Gilbert-

Barness E (ed.). Potter's pathology of the fetus and infant. St. Louis: Mosby; 1997.p. 106.

3) Emmrich P, Horn LC, Seifert U. [Achados morfológicos em fetos e placentas de aborto tardio no 2º trimestre]. Zentralbl Gynakol. 1998;120(8):399-405.

4) Marton T, Hargitai B, Patkós P, Csapó Z, Szende B, Papp Z. [Prática do exame patológico fetal]. [Prática do exame patológico fetal. Orv Hetil. 1999 Jun 20;140(25):1411-6.

5) Exame patológico de tecido fetal e placentário obtido por dilatação e evacuação | Archives of Pathology & Laboratory Medicine | Allen Press

6) Item.pdf (lsmuni.lt)

7) curso.pdf (confkhalifa.com)

8) The-Ovaries.pdf (uca.ma)

9) Trombos uterinos.pdf (uca.ma)

10) TRUMPOS UTERINOS (univ-batna2.dz)

11) Útero: definição - anatomia e funções (aly-abbara.com)

12) ÚTERO (anat-jg.com)

13) anatomia-do-luterus.pdf (wordpress.com)

14) Histerectomia - especialização cirúrgica e robótica (gynecomarseille.com)

15) Cornélis F. O valor do exame anatomopatológico da placenta. Revue Francophone des laboratoires 2008; 402: 71-76.

16) Hargitai B., Marton T., Cox P.M., Best practice no 178, Examination of the human placenta, J Clin Pathol 2004; 57 785-792.

17) Nessmann C., Larroche J.C., Atlas de pathologie placentaire, Masson, 2001, p 22- 24.

18) Conisation.pdf (hug.ch)

19) Jean-Charles Boulanger,Jean Gondry,Philippe Naepels.Conisations.EMCTechniques chirurgicales. [41-685]

RESUMO

Este guia completo de macroscopia médica oferece uma exploração aprofundada das várias patologias ginecológicas, desde miomas a anexectomias e cistectomias. Abrange também casos específicos, como o útero não-tumoroso e as particularidades das placentas em gravidezes gemelares, bem como procedimentos como a mastectomia, a conização e a análise de esfregaços cervico-uterinos. Cada secção detalha os protocolos essenciais para o exame macroscópico de peças cirúrgicas associadas a estas patologias. Este manual foi concebido para orientar os profissionais de saúde na análise rigorosa das amostras, promovendo assim diagnósticos exactos e um tratamento adequado dos doentes.

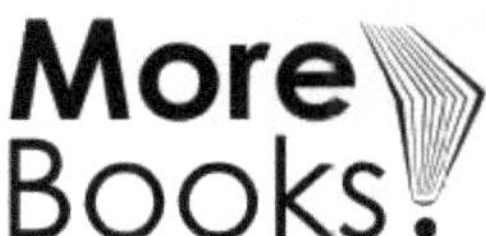

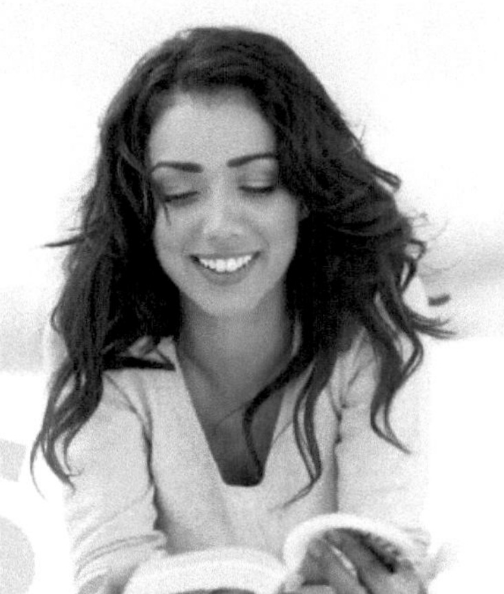

Buy your books fast and straightforward online - at one of world's fastest growing online book stores! Environmentally sound due to Print-on-Demand technologies.

Buy your books online at
www.morebooks.shop

Compre os seus livros mais rápido e diretamente na internet, em uma das livrarias on-line com o maior crescimento no mundo! Produção que protege o meio ambiente através das tecnologias de impressão sob demanda.

Compre os seus livros on-line em
www.morebooks.shop

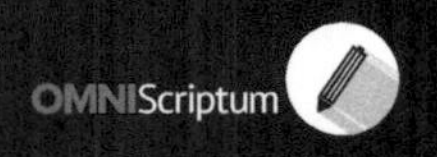

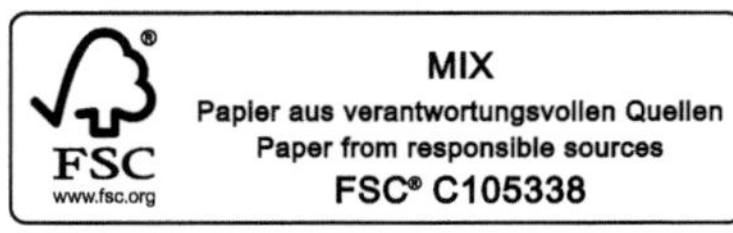

Printed by Books on Demand GmbH, Norderstedt / Germany